1

COMMENT BIEN S'ALIMENTER

Précis pratique de diététique

Réflexions sur les conduites addictives

2

Remerciements à Gil Bargy

Du même auteur sur Amazon livres :

L'illusion d'un rêve (roman)

Confidences et confessions d'une femme (roman)

Mon mois de mai 68 (roman)

Crime sans châtiment (roman)

Prisonnier (roman)

Les étranges crimes du plateau de la Viadène (roman)

La drôle de vie d'André Rigal, dit Dédé. (Roman)
  Mémoires d'un proxénète…

La vie cachée de « Dédé. » (Roman)

L'apprentissage de Steve (Roman)

Comment rester en bonne santé (Précis de médecine préventive)

Poèmes et chansons Tome 1
Poèmes et chansons Tome 2
Poèmes et chanson Tome 3

Retrouvez l'auteur sur « YouTube Gilbert Trichet »

INTRODUCTION

L'expérience de mes trente années de médecine générale m'a démontré que « bien s'alimenter » était essentiel à notre santé. Notre longévité dépend beaucoup du contenu de notre assiette. Certains disent que nous creusons notre tombe avec nos dents…

Pendant cette pratique journalière, j'ai pu constater que les régimes les plus fantaisistes circulaient sans vergogne. Il est temps de remettre les pendules à l'heure, d'éliminer les régimes et les cocktails miracles pour ne se fier qu'à la science, car la diététique est une science qui ne peut s'accommoder de recettes aberrantes et mensongères.

On mange mal !
On mange trop !

« Les régimes, ça ne marche pas » ! Il faut apprendre à s'alimenter normalement, sans excès, en plus ou en moins, en mangeant de tout… en quantité raisonnable.

J'insiste ! Le secret d'une bonne alimentation, c'est la diversification ! Autrement dit, manger de tout, sans tabou, mais, en quantité RAISONNABLE !

Pourquoi ?
Parce qu'une quarantaine de molécules nous sont indispensables : treize vitamines, une quinzaine de minéraux, huit acides-aminés, deux oméga 3 et un oméga 6.
Parce que notre corps ne sait pas élaborer ces molécules indispensables pour constituer ou reconstituer ses cellules.

L'obésité est devenue un des fléaux des temps modernes. Le surpoids est un facteur de risque cardiovasculaire, en plus du tabagisme, de la trop grande consommation de boissons alcoolisées, de l'hypertension artérielle, de l'hypercholestérolémie, de l'hyperlipidémie, du diabète, de la sédentarité, du stress, de l'hérédité.

Tous ses facteurs de risque sont liés entre eux. Le surpoids, l'obésité sont les grands pourvoyeurs de l'hypertension artérielle, de l'hyperlipidémie, du diabète, eux-mêmes la cause des accidents vasculaires cérébraux, des infarctus du myocarde, des artérites etc.

Perdre du poids, avoir une alimentation normale, avoir une activité physique de base, améliorent la plupart des facteurs de risques cardiovasculaires et sont, par conséquent, un gage de bonne santé et de longévité…

Il a été démontré que manger du poisson deux fois par semaine divise par deux le risque d'infarctus de myocarde et encore plus celui d'accident vasculaire cérébral ou AVC.

N'oublions jamais que bien s'alimenter est avant tout un plaisir. Le moment du repas doit rester un moment de calme, de partage, de convivialité. Bien mastiquer. Le début de la digestion se fait dans la bouche, car il existe une amylase salivaire. Et, on sait que le sentiment de satiété apparait environ au bout de vingt minutes.

Bien mastiquer, prendre son temps dans une atmosphère apaisée sont le pendant de la modération, de la variété alimentaire, du plaisir et de l'absence de frustration, de l'apparition du sentiment de satiété…

Il faut de préférence, avoir une vie régulière et surtout manger à des heures régulières. Il a été démontré que nous avons une horloge interne. Elle n'aime pas être perturbée ! Par conséquent, il ne faut pas sauter de repas, et surtout ne pas oublier le petit-déjeuner.

Il existe un dicton : « Il faut manger comme un roi le matin, comme un prince à midi et comme un pauvre le soir. Ce dicton illustre assez bien l'importance de chacun des repas…

A contrario, on peut envisager que les casse-croûtes avalés à la hâte dans une atmosphère bruyante ou stressante, ont pour conséquence des frustrations alimentaires et entraînent la boulimie puis l'obésité.

Notre corps, sa physiologie sont programmés pour résister aux famines. Il y a 100 ans, on prenait du poids dans les mois d'abondance, de fruits, de récoltes… Les longs hivers suivaient pendant lesquels la nourriture pouvait manquer. On perdait son embonpoint.

Dans notre civilisation d'abondance, les périodes de restrictions alimentaires n'existent plus. Les kilos s'accumulent au fil des ans. Il n'est pas rare qu'une frêle jeune fille pesant 42 kilos quand elle se marie, en fasse le double voire le triple trente ans plus tard !

Ce précis pratique de diététique s'adresse aux adultes en surpoids, et aussi à tous ceux qui ont envie de rester en bonne santé en s'alimentant normalement.

Nous nous proposons d'apporter des réponses simples aux questions que se pose le public pour mieux s'alimenter. Pour ne pas lasser, nous essaierons de rester simples tout au long de cet exposé. Il est hors de question de concurrencer les volumineux traités de diététiques et, à plus forte raison, les professionnels de santé.

Dans la première partie, nous exposerons des règles directement utiles. A cette fin, nous soumettrons des programmes d'alimentation hypocalorique.

Dans la deuxième partie, pour affirmer nos connaissances, nous énoncerons les notions de base permettant de mieux comprendre la diététique.

Dans la troisième partie, nous réfléchirons sur les causes de la boulimie.

Dans la quatrième partie, nous essaierons de répondre à quelques questions fréquentes concernant la diététique…

Enfin, dans la cinquième partie, nous élargirons le sujet aux addictions les plus délétères : tabac, alcool, drogues…

PREMIERE PARTIE : LES PROGRAMMES D'ALIMENTATION HYPOCALORIQUE.

Notre manière de vivre, nos habitudes alimentaires et l'abondance des denrées bon marché font que les populations des pays développés souffrent, de plus en plus, de surpoids et d'obésité.

Nous nous proposons de répondre d'abord à ces questions de façon simple et précise.

1. Quel est le poids idéal ?

Beaucoup de formules ont essayé de donner le poids idéal de l'adulte en bonne santé. Celle que nous préférons est :

POIDS = TAILLE (en cm) - 100 – (T-100)/10

Ainsi, un adulte d'un mètre soixante-dix aura un poids « idéal » de 63 kg.
170 – 100 – 7 = 63

Nous parlerons de surpoids seulement quand le poids du sujet excèdera de 10% son poids idéal : 70kg dans l'exemple précédent.

Nous parlerons d'obésité si le celui-ci excède de 20% ce même poids c'est à dire 78 kg toujours dans ce même cas.

Par conséquent, pour un homme adulte de 170 cm, on peut dire dans un esprit de simplification :

Poids « normal » : de 63 à 69kg
Surpoids : de 70 à 77 kg
Obésité : à partir de 78kg.
Mais, chaque cas est à examiner individuellement.

Les femmes étant plus légères (en général) parce que leur masse musculaire et osseuse est moins importante, on peut enlever à ce schéma deux kilos, par exemple, et selon le cas. Tout ceci est théorique, et seul le bon sens prévaut !

Plus compliqué, mais « à la mode » et pouvant servir de référence dans beaucoup de traité, est l'Indice de Masse Corporelle ou I.M.C !
I.M.C = Poids (en kg) sur Taille au carré exprimée en centimètres.
Autrement dit : IMC = P/T au carré.
L'IMC est normal entre 18 et 25 et même 27.
En reprenant l'exemple ci-dessus, notre individu pesant 65Kg et mesurant 1,70 m aura :
IMC = 65/1,7 au carré soit 65/2,89 = 22,5 environ donc son IMC est bien dans les normes (entre 18 et 25)

Si vous pensez que vous devez maigrir, vous consulterez votre médecin pour définir avec lui le poids à atteindre par un programme d'alimentation approprié.
Un patient mesurant 1,70 m et pesant 84 kg pourra avoir comme but raisonnable de tendre vers les 70 kg. Perdre 14 kg est une affaire de long terme, un an quelquefois plus… parce qu'il faut mieux perdre du poids doucement en prenant de bonnes habitudes alimentaires pour ne pas regrossir.

Car, là est la difficulté !
Surtout ne pas regrossir !
C'est difficile ; les reprises de poids sont nombreuses. Pour l'éviter, il faudra savoir s'alimenter normalement, c'est-à-dire bien s'alimenter pour atteindre un équilibre énergétique. C'est le propos de ce précis de diététique….

Par contre un patient de 1,70 m et accusant un poids de 74 kg pourra viser les 63 kg ou les 65kg que ce soit pour des raisons médicales, esthétiques ou d'amélioration de ses performances sportives.

Le poids « cible » est différent d'un individu à un autre. C'est à l'individu de le déterminer lui-même (avec éventuellement l'aide de son médecin) parce qu'on oblige personne à maigrir ! Le désir de maigrir ne peut venir que de l'individu concerné et par conséquent le but à atteindre, c'est-à-dire le « poids-cible » doit être mûri, choisi, pensé et accepté en son âme et conscience.

Les motivations seront mises en avant :

D'abord la santé !
C'est la plus importante ! Nous venons d'en parler.

Ensuite, esthétiques !

Perdre quelques kilos améliore la silhouette !

Enfin, sportive !

Les performances dans la plupart des sports sont améliorées par plus de légèreté !

Professionnelles !

Bien des métiers exigent une esthétique agréable et une mise en valeur de sa personnalité… De la souplesse et de l'agilité comme, par exemple, dans les métiers du bâtiment !

Pour arriver à atteindre ce but « BIEN S'ALIMENTER, » il faut :

Faire un effort de compréhension de la diététique !

Avoir la volonté !

Savoir s'organiser (au niveau des achats) pour réussir à maigrir pour atteindre le poids « cible ». Ne pas avoir chez soi, les produits tentants comme des bonbons, du chocolat ou des chips, par exemple…

Et, ensuite savoir rester à ce poids « idéal » en contrôlant régulièrement son poids, et en s'alimentant normalement.

Mise en garde :

Dans ma carrière de médecin, j'ai constaté que bien des régimes aberrants, « à la mode ! » étaient observés par certains.

Le plus pittoresque, celui que j'ai trouvé le plus surprenant, était le régime « bananes » ! Pendant une semaine parfois plus, le patient ne mangeait que des bananes ! Et le comble, c'est que dans bien des cas, la perte de poids était importante !

L'autre « régime » parmi les plus aberrants, était de ne manger qu'un jour sur deux ! Je m'imagine les crampes d'estomac les jours de diète ! Il faut êtes certainement très « maso » pour s'infliger un tel régime ! La perte de poids pouvait aussi être conséquente !

Il est certain que lorsqu'on restreint les apports caloriques, même de la manière la plus grotesque, on perd du poids.

Mais,

Il n'est pas bon de soumettre son organisme à de tels chocs et à de telles carences alimentaires même sur une durée limitée !

Mais,

L'épreuve de vérité commence après le régime. La reprise des kilos ne se fait guère attendre parce qu'on n'a pas appris à s'alimenter normalement, parce que les même erreurs diététiques persistent !

La reprise des kilos dépasse même souvent le poids de départ !

Pourquoi ? Notre corps ne veut pas maigrir. Il n'est pas programmé pour cela. Les premières semaines l'organisme se laisse surprendre, d'où un amaigrissement rapide. Une fois passé la surprise de cette carence calorique, l'organisme réagit ! La peur de la famine, inscrite dans nos gènes, est la plus forte. Notre corps ne différencie pas entre le régime voulu et la famine. Le cerveau se bat et s'organise pour ce qu'il croit être sa survie. Pour lui la masse adipeuse est considérée comme une précieuse réserve d'énergie… Par le biais d'une sécrétion d'hormone, la ghréline, les sens gustatifs s'affolent. La volonté s'estompe. La recherche du plaisir est la plus forte. Le patient se jette de nouveau sur le « gras-salé-sucré ». La reprise de poids ne se fait pas attendre et bien souvent dépasse le poids initial.

Ces régimes « miracles » sont donc nuisibles !

Il faudra donc observer un programme d'alimentation où l'on apprendra à manger normalement de tout avec une restriction calorique raisonnable, par conséquent, pas trop importante. Ce « régime » s'inscrira dans la durée et servira de base pour bien s'alimenter quand le poids « cible » sera atteint !

Donc, réduire légèrement ses excès alimentaire et… augmenter son activité physique…. Il suffit bien souvent de marcher pour aller faire ses courses au supermarché du coin ou de monter les escaliers, plutôt que de prendre l'ascenseur.

2. Le régime 1500 Calories

Le but ayant été défini, le volontaire atteindra ce « poids cible » en réapprenant à manger, c'est-à-dire en diminuant son apport quotidien en calories, en supprimant le plus possible les graisses alimentaires, en diminuant l'apport de féculents et d'aliments sucrés.

Le programme d'alimentation de 1500 Cal permet de perdre environ 1 kg par semaine quand il est bien suivi. Il est adapté à la plupart des cas : la femme sédentaire dont les besoins caloriques quotidiens sont évalués à 2200 Cal., l'homme sédentaire de corpulence moyenne dont les besoins caloriques journaliers sont d'environ 2400 Cal. .

Pour les gens ayant une activité physique importante, ainsi que les individus de plus de 1,85 m, il est préférable d'envisager des régimes de 2000 voire 2400 Cal qui seront mieux supportés et leur feront perdre du poids, leurs besoins caloriques étant supérieurs à ceux énoncés plus haut.

De toute façon, c'est la balance qui jugera si un régime a été compris et suivi. Il est indispensable que le patient se procure une balance électronique fiable, ayant une précision de 100 g.

Se peser chaque matin, ou tous les deux ou trois jours peut être envisagé. La pesée se fera toujours dans les mêmes conditions : à jeun, après avoir uriné, avec le même vêtement ou tout nu. C'est la différence entre le poids antérieur et le poids présent qui compte. Ainsi, vous pourrez juger de l'efficacité des mesures prises, la balance devant indiquer 100 ou 200 g de moins chaque matin, 600 g à un kg chaque semaine ! Ceux qui ont décidé de perdre 15kg ou plus, peuvent perdre 4 ou 5 kg le premier mois et ensuite seulement un ou deux kg par mois car c'est en général plus difficile ! Le corps s'adapte ou les bonnes résolutions se relâchent.

Il suffit de prendre l'habitude de bien s'alimenter et perdre du poids devient naturel et n'est plus une obsession. La patience, la persistance dans la durée sont les clés du succès.

La possession d'une balance de cuisine pour peser ses aliments, au moins au début est indispensable. Ce doit être aussi une balance électronique pesant au gramme près !

J'insiste encore : Rien ne sert de maigrir de 12 kg en 12 semaines si, après avoir atteint son but, on se laisse aller, et qu'on reprend 15 kg en 2 ou 3 mois. C'est navrant et mauvais pour la santé. Mieux vaut rester avec ses kilos superflus !

Après avoir atteint son but, le patient pourra élargir ses menus, en gardant comme base d'alimentation ce qu'il aura appris pendant le régime 1500 Cal., en continuant de surveiller la balance et en se restreignant sur les mêmes bases dès qu'une reprise de poids supérieure à 500g se sera manifester.

Voici le régime 1500 Cal :

L'eau est la boisson de choix (au moins 1,5 litre par jour à consommer pendant les repas mais aussi entre les repas).

Qui saura vanter les bienfaits de l'eau, de l'eau fraîche, de l'eau pure, cette eau qui est la quintessence de toute vie sur notre planète ? Et qui saura dire les méfaits des boissons sucrées et alcoolisées ?

On peut boire aussi du thé, du café qui, lorsqu'ils sont consommés sans sucre, ne sont pas calorique. Les limonades et autres boissons du commerce avec édulcorants peuvent aussi être adoptées quoique les édulcorants soient de plus en plus remis en question.

L'eau reste la boisson de choix. Si l'eau du robinet est infecte, ce qui est souvent le cas (sauf à Nice où nous bénéficions d'une source captée dans la montagne) n'hésitez pas à vous payer de l'eau en bouteille ! Vous le valez bien ! C'est bien moins cher que la bière ou le vin et bien meilleur pour la santé ! Personnellement, je n'hésite pas à me payer de l'eau d'Evian. C'est mon luxe !

A signaler que l'eau Vittel Hépar contient du carbonate de calcium qui peut être utile pour compléter l'apport en calcium chez la femme de plus de 60 ans. Cette eau est parfois recommandée dans la constipation chronique.

Voilà ce que je vous conseille comme régime hypocalorique 1500 Cal :

LE MATIN

Café au lait (120 ml) ou thé avec un ou deux sucres ou avec un édulcorant. Le lait peut être remplacé par un yaourt ou 30g de fromage.

50 g de pain avec 10 g de beurre ou 15 g de confiture.

LE MIDI

1. Commencer votre repas par un grand plat de crudités : salades vertes, tomates, concombres, carottes, haricots verts, betteraves rouges etc. assaisonnés à votre goût : ail, oignon, persil, cerfeuil, condiments (moutarde, cornichons, vinaigre), sel (modérément) et épices (poivre). Il ne faut pas désespérer le palais ! Un régime sera d'autant mieux accepté et suivi qu'il enchantera les papilles gustatives ! Les crudités n'ont pas besoin d'être pesées, en manger raisonnablement selon sa faim. Par contre, utilisez seulement 5g d'huile soit une cuillère à café. Variez les huiles (olive, arachide, noix, tournesol, colza etc.). Les mayonnaises, sauces à base de beurre ou de margarine, crème fraîche, sauce tomate sucrée sont interdites.

2. Viandes ou poisson : 100g. Toutes les viandes : bœuf, agneau, veau, poulet, dinde, lapin… Préférer les viandes non grasses, éviter le porc sauf jambon maigre et rôti de porc dégraissé. La charcuterie est totalement proscrite (pâté, rillettes, saucisson) car elles contiennent de 30 à 50% de lipides !

La cuisson se fait sans matières grasses : grillée ou rôtie, au court bouillon pour le poisson ou bouillie.

3. Pour accompagner cette viande, 150g de féculents pesés cuits : pâtes alimentaires, riz, pommes de terre (de préférence), sans oublier les haricots en grains, lentilles, petits pois, maïs…

Et 200 g de légumes verts (haricots verts, choux, choux fleurs, carottes, poireaux, salades cuites etc.) …

Si l'entrée comporte une abondante quantité de crudités, on peut faire l'impasse sur les légumes verts qui accompagnent les féculents.

4. 30 g de fromage ou un yaourt

5. Fruits : 150 g (une pomme ou une poire ou une orange et tous les fruits dans la mesure d'environ 150 g (sauf les bananes qui sont des féculents.)

6. 40 g de pain accompagne le repas

LE SOIR

1. Les crudités ou simplement une salade verte assaisonnée toujours avec 5 g d'huile ou une soupe de légumes.

2. 100 g de viande (jambon sans le gras !) ou deux œufs (seulement 2 fois par semaine pour le cholestérol).

3. 100 g de féculent.

4. 30 g de fromage ou 1 petit suisse.

5. Un fruit de 150 g.

6. 30 g de pain accompagne le diner.

Notons la quantité de pain à chaque repas : 50 g le matin, 40 g le midi, 30 g le soir. Ce qui fait au total 120 g de pain /24 heures, soit une demie baguette classique (le poids de la baguette étant en théorie de 240 g).

Ce régime hypocalorique à 1500 Cal a l'avantage de la simplicité. Il doit être agrémenté le plus possible, contrôlé par une pesée quotidienne. En cas d'écart, par exemple, une invitation qu'il n'a pas été possible de refuser, il faudra y revenir sans tarder, sans se décourager. Si le poids ne baisse pas, analysez de nouveau la situation. Dans ce cas, il est évident que l'apport calorique reste trop élevé. Prenez les mesures appropriées comme par exemple de diminuer le repas du soir. Quand on va se coucher, on n'a pas besoin d'un grand apport calorique…

Il est préférable de faire trois repas par jour. Il faut suivre ce programme sept jours sur sept en permanence. Le grignotage entre les repas est à proscrire.

En cas de fringale, par exemple à 11 heures ou à 17 heures, il est possible de manger le fruit et le yaourt du dîner qui seront évidemment retranchés du repas du soir. Des aménagements personnels sont donc possibles à l'intérieur de ce régime en gardant bien les mêmes quantités.

Il faut insister sur le fait que l'alcool, les boissons sucrées et /ou alcoolisées, les aliments gras (fritures, charcuteries, sauces, plats cuisinés du commerces, fruits oléagineux comme les cacahuètes, bonbons, chocolats, fruits secs, pâtisseries etc.) sont interdits. Chassez de votre alimentation les graisses animales très caloriques et génératrices d'athérome.

Une activité physique régulière minimale est souhaitable de façon à entretenir son capital musculaire (entre quinze minutes et une heure de marche par jour suffisent pour être bénéfique à la santé). Allez faire vos courses à pied ! Montez les escaliers plutôt que de prendre l'ascenseur… sauf si vous habitez au trentième étage !

Varier le plus possible son alimentation en utilisant les équivalences que nous allons développer maintenant. Remarquez que dans ce programme d'alimentation 1500 Calories, le conseil de manger au moins cinq légumes ou fruits est inclus et que d'autre part chaque repas comporte un laitage (pour l'apport en calcium).

3. Les équivalences alimentaires.

Elles ont pour but de faciliter le remplacement d'un aliment par un autre, de faciliter l'observation au quotidien de ce programme d'alimentation.

A. Les équivalences protidiques :
100g de viandes peuvent être remplacé par 100g de poisson, ou deux œufs, ou 80g de fromage, ou 80g de jambon.

B. Les laitages :
30g de fromage (soit 1/8 de camembert) seront équivalents à deux petits suisses, ou un yaourt, ou un verre de lait, ou deux cuillères à soupe de fromage blanc.

C. Equivalences lipidiques :
10g de beurre soit une cuillère à café pourront être remplacés par 10g d'huile soit une cuillère à soupe, ou 10g de margarine, ou 30g de crème fraîche.

D. Equivalences glucidiques :
100g de féculents égalent 100g de pommes de terre, ou 100g de pâtes, ou 100g de riz, ou 100g de légumes secs. Les poids des féculents sont des POIDS CUITS ! Si on les pèse avant la cuisson, c'est seulement 30g à 35g de pâtes, riz, ou légumes secs. Les pommes de terre qui ont le même poids avant ou après la cuisson, sont un féculent de choix parce que moins caloriques et satisfaisantes au goût, si on sait les manger cuites à l'eau avec un assaisonnement sans calorie.

E. Le fruit de 150 g : 1 pomme, ou 1 poire, ou 1 orange, ou 1 petit pamplemousse, 2 clémentines ou mandarines, 1 belle pêche ou 1 brugnon, 2 abricots, 3 prunes, 250g de fraises, 300g de melons. Les fruits secs demeurent interdits ainsi que les bananes.

Nous terminerons par les régimes 2000 et 2400 Calories comparés à celui que nous connaissons déjà : Celui de 1500 Cal.

4. Le régime 2000 Cal.

Il a comme indication : le sujet de grande taille qui désire maigrir, le sujet de taille normale dont l'activité nécessite un apport calorique supplémentaire du fait de son métier et de son activité physique.

Nous allons préciser l'apport calorique en le comparant au régime 1500 Cal.

MATIN

Un bol de café au lait avec 200 ml de lait ½ écrémé + 80g de pain (soit 30g de plus) et 20 g de confiture (soit 5g de plus)

MIDI

Une grande assiette de crudités, assaisonnées avec 2 cuillères à café d'huile soit 10g au lieu de 5g,

Viande ou équivalent   100g (même chose)
Légumes verts   200g (même chose)
Féculents 200g (50g de plus)
Fromage 30g (même chose)
Fruit 150g (même chose)
Pain 50g (10g de plus)
Matières grasses 5g (même chose)

SOIR

Viande 100g (même chose)
Salade ou légumes verts 250g (même chose)
Féculents 200g (100g de plus)
Yaourt 1 (même chose)
Fruit 150g (même chose)
Pain 40 g (10g de plus)
Huile pour vinaigrette 10g (5g de plus)

La balance est le seul juge ! Un régime bien adapté, bien compris, bien suivi s'accompagne d'une perte de poids régulière. L'apport alimentaire est une nécessité ; s'il est trop abondant, il est nuisible sur le long terme à la santé. Les régimes exposés plus haut permettent une véritable rééducation alimentaire.

Les patients obèses pourront abandonner leurs habitudes néfastes à leur santé comme la consommation excessive de corps gras (charcuterie, frites) ou d'aliments sucrés (bonbons, gâteaux, pâtisserie) et boissons sucrées ou alcoolisées.

5. Le régime 2400 Calories.

Le programme d'alimentation 2400 Cal est le régime normal d'équilibre (pour un homme) dont on peut s'inspirer pour conserver le poids acquis après un long régime d'amaigrissement.

Il est indiqué (aussi) chez les patients qui désirent perdre du poids et qui ont une activité physique importante (maçons, déménageurs, sportifs etc.) et chez les individus de très haute taille.

MATIN
        1 bol de café ou de thé avec 200g de lait ½ écrémé (ou 1 yaourt)
Et 100g de pain (50g de plus que dans le régime 1500 Cal)
Avec 20g de confiture.

MIDI
        Une grande assiette de crudités comme dans les autres régimes.
        Huile pour vinaigrette 10g soit 2 cuillères à café
        Viande ou équivalent : 150g (50g de plus que dans le 1500 Cal)
        Légumes verts : 200g (même quantité)
        Féculents : 200g (50g de plus que dans le 1500 Cal)
        Fromage : 30g (pareil)
        Fruit : 150g (pareil)
        Matières grasses pour assaisonner les légumes et féculents : 10g (5g de plus que dans le 1500 Cal)
         Pain 60g (20g de plus que dans le 1500cal)

SOIR
        Viande : 100g (pareil)
        Salade ou légumes verts : 250g (pareil)
        Féculents : 200g (soit 100g de plus que dans le 1500Cal)
        Yaourt : 1 (pareil)
        Fruit : 150g (pareil)
        Huile pour vinaigrette pour assaisonner la salade : 10g soit 2 cuillères à café.   Pain 50g (20g de plus que dans le 1500cal)

Dans le second chapitre, nous allons exposer les bases de la diététique pour approfondir nos connaissances dans cette matière. Nous essaierons de rester simples sans faire appel à des connaissances scientifiques trop ardues.

SECONDE PARTIE : DIETETIQUE ELEMENTAIRE

La diététique est l'art de s'alimenter de façon convenable en qualité comme en quantité.

Pour le Larousse, c'est la discipline qui étudie la valeur nutritive des aliments et détermine les régimes alimentaires.

1. L'unité de mesure est la calorie (Cal).

C'est la quantité de chaleur nécessaire pour élever d'un degré Celsius un gramme d'eau. Elle est équivalente à 4,185 Joules. C'est une quantité d'énergie infime. Aussi, utilise-t-on de façon courante en diététique, la grande calorie (Cal) qui correspond à 1000 petites calories.

En résumé : 1 Cal = 1000cal

2. Quels sont les besoins énergétiques de l'homme ?

Ils sont variables selon les individus : l'activité, la taille, le sexe et l'âge.

Nous avons retenu :

Pour un homme adulte de 70 kg dont l'activité est sédentaire, ses besoins énergétiques seront environ de 2400 à 2700 Cal.

Pour une femme adulte de 60 kg dont l'activité physique est la même que précédemment : 2000 à 2300 Cal.

Le régime à 1500 Cal comporte un déficit énergétique manifeste et voulu. Il est par conséquent indiqué seulement quand on veut maigrir.

3. Quels sont les groupes d'aliments dont nous disposons, leur qualité, leur valeur calorique ?

A. L'eau.

L'eau entre dans la composition de tout être vivant. Notre corps, en particulier, est composé d'environ quatre-vingt pour cent d'eau. C'est l'aliment le plus important bien qu'elle soit acalorique. Le manque total d'eau entraîne la mort par déshydratation en 48 à 96 heures.

Il est recommandé de boire 1 litre et demi d'eau par jour pour assurer un bon débit urinaire et éviter la formation de lithiase.

Dans les climats chauds ou lorsque la température devient excessive (canicule), la quantité journalière nécessaire pourra être portée à 3 litres ou plus.

L'eau est la seule boisson convenable des menus hypocaloriques. Elle peut être aromatisée avec du citron ou autre aromatisant non calorique : café, thé, tisanes etc.

B. Les Protides.

Ils contiennent les vingt acides aminés essentiels nécessaires à la construction, à la constitution de nos cellules et à leur renouvellement. Ils sont constitués en plus des atomes d'hydrogène, d'oxygène et de carbone, communs avec les lipides et les glucides, d'atome d'azote (N).

Leur valeur calorique est de quatre Calories par gramme (masse sèche).

Parmi la vingtaine d'acides aminés, huit sont indispensables à l'espèce humaine parce que non synthétisés par l'organisme. Il s'agit de : l'histidine, la leucine, l'isoleucine, la lysine, la méthionine, le tryptophane, la thréonine, la valine.

C'est l'œuf qui contient idéalement les acides aminés indispensables, suivis par le lait donc les laitages et le fromage, et, le muscle de bœuf.

L'œuf moyen pèse environ 60 g. Sa valeur calorique est de 80 Cal. Il apporte environ 8 g de protéines, 7 g de lipides (uniquement dans le jaune) notamment du cholestérol. Chez les personnes ayant un taux de cholestérol élevé, on limitera les œufs à deux ou trois par semaine.

Les produits laitiers sont les aliments de la croissance par excellence. Ils contiennent les protéines, le calcium et la plupart des vitamines nécessaires.

L'équivalence protidique est la suivante : ½ litre de lait = 100 g de viandes ou de poisson = 2 œufs.

Le lait apporte le calcium (125 mg pour 100 g) nécessaire à l'entretien et à la constitution du squelette. Le rapport Calcium/Phosphore est de 1 à 1,4 (pour bien être utilisé, le Calcium (Ca) et le Phosphore (P) doivent être présent dans un rapport supérieur à 0,7.

Notons les équivalences calciques suivantes : ¼ de litre de lait = 30 g de fromage = 1 kg d'oranges. Pour ces raisons, les régimes hypocaloriques devront comporter à chaque repas un laitage : ainsi, dans le régime 1500 Cal, malgré leur richesse calorique nous garderons 120 ml de lait ou un yaourt le matin, 30 g de fromage le midi, 2 cuillères à soupe de fromage blanc ou 30 g de fromage ou un yaourt le soir.

Le lait est absolument nécessaire à la croissance du nourrisson et de l'enfant. Quelle que soit son origine : maternel, maternisé (en poudre), de brebis, de chèvre ou de vache, le lait contient les protides et le calcium nécessaire à la croissance de l'enfant, le lait maternel restant le meilleur car plus digeste.

Le lait de soja ne contient pas ces nutriments et ne peut pas remplacer le lait d'origine animale ! Il s'agit en fait d'un jus qui a été appelé improprement lait à cause de son aspect !

Le beurre étant un lipide nous en parlerons plus loin.

Les protéines représentent environ 20% de la masse de la viande. Elle contient en proportions variables des lipides : 2% pour le cheval, 10% pour le poulet et le veau, 20% pour le bœuf, l'agneau et le mouton, 25% pour le porc et 30 à 50% pour la charcuterie !

Des études statistiques récentes ont montré que la consommation de viandes rouges en quantité excessive pourrait faciliter le développement de certains cancers.

Alors, quelle quantité de viandes rouges peut-on consommer raisonnablement sans tomber dans l'excès ?

La réponse serait environ cinq cents grammes par semaine et pas plus de cent à cent cinquante grammes par repas ! (Cent grammes dans le menu 1500 Calories.)

Les poissons sont des viandes particulièrement saines parce que, riches en protéines, elles contiennent des lipides non athérogènes : Les omégas 3. Ce sera la viande de choix de nos régimes hypocaloriques, en alternance avec les autres viandes.

Il a été récemment prouvé que la consommation de poisson deux fois par semaine diminuait de cinquante pour cent le risque d'accident vasculaire cérébral (A.V.C) et d'accident coronarien (Infarctus du Myocarde).

C. Les glucides.

Les glucides sont contenus dans les sucres et les féculents. Ils sont constitués d'atomes de carbone, d'oxygène et d'hydrogène. Leur digestion aboutit au glucose (un hexose) qui est la molécule énergétique de tout l'organisme et du muscle en particulier.

Leur valeur calorique est de quatre Calories par gramme (poids sec)

Le travailleur de force, le sportif de haut niveau ou ayant un effort physique à produire (marathonien par exemple) accroîtra de façon significative sa ration glucidique, puisque celle-ci est nécessaire et sera utilisée par les muscles pendant l'effort. Par contre lors de l'activité physique nécessaire à tout individu, il sera inutile d'augmenter sa ration glucidique ou très peu.

Quels sont ces glucides ?

1. Le sucre alimentaire de betterave ou de canne.

C'est le saccharose (glucose + fructose). Il est assimilé en quelques minutes. Il est très utile en cas de défaillance. Il est contenu dans les bonbons et les friandises, les boissons sucrés, les crèmes et les produits laitiers aromatisés, les pâtisseries, les glaces etc. Les obèses ont tendance à user et à abuser de ses produits.

La consommation de sucre dans les pays industrialisés s'est accru le siècle passé pour devenir excessive. Le sucre raffiné ne devrait pas dépasser 12 à 15% de la ration quotidienne de glucides soit l'équivalent de 7 à 8 morceaux de sucre / jour.

Les confitures faites généralement avec 50% de fruit et la même quantité de sucre contiennent, quand elles sont cuites, 70% de sucre. Elles sont gratifiées de 260 Cal aux 100 g, elles peuvent donc avantageusement remplacer le beurre (750 Cal/100 g) au petit déjeuner dans les régimes hypocalorique.

Le miel est essentiellement constitué de sucres (glucose + lévulose). L'intérêt minéral et vitaminique est très surfait. En fait, c'est un sucre qui peut plaire au goût. Son prix, dix fois supérieur à celui du sucre, en fait un produit de luxe.

Les sucres ajoutés dans les aliments et les boissons sont devenus un véritable problème de santé publique. Ils sont bien souvent responsables de l'obésité chez l'enfant et chez l'adulte ainsi que de l'épidémie mondiale de diabète de type 2.

Ne vous souciez pas du sucre naturel que contient un fruit ou un légume ! Mais par contre essayer d'éviter le sucre rajouté dans les aliments industriels. Ce sucre est partout en quantité abondante :
- Dans les sodas, jus de fruit, cocas, bières, boissons du commerce.
- Dans les produits laitiers aromatisés.
- Dans les gâteaux, biscuits, barres chocolatées etc.
- Mais aussi dans les articles les plus inattendus comme les gâteaux apéritifs salés, les plats préparés, les chips, les biscottes, les apéritifs etc.

Pourquoi les industries alimentaires rajoutent-elles tant de sucre ?
Parce qu'elles se sont aperçues qu'un aliment agréable au goût, se vendait mieux ! A tel point que leurs laboratoires ont défini un « taux de félicité », c'est-à-dire le taux de sucre nécessaire pour que notre goût soit satisfait.
On ne peut pas reprocher à l'industrie alimentaire de satisfaire nos désirs et nos goûts ! C'est son rôle de mettre à notre disposition des produits qui plaisent. Légiférer dans un contexte de concurrence me parait illusoire…. Par contre, obliger les fabriquant à afficher sur la boite la composition du produit m'a paru une très bonne mesure. C'est donc à nous de nous éduquer, d'éduquer nos proches, nos enfants sur le danger de la trop grande consommation de sucre caché dans les produits cités plus haut, cette liste n'étant pas exhaustive. Il faut apprendre à lire les étiquettes afin de rejeter les aliments qui contiennent trop de sucre…

Il est prouvé qu'une consommation excessive de sucre présente des risques pour la santé par les effets d'une prise de poids pouvant aller jusque l'obésité et plus tard la constitution à bas bruit d'un diabète de type 2 par l'épuisement des cellules pancréatiques secrétant l'insuline. Une augmentation des triglycérides dans le sang (lipides athérogènes) est aussi souvent présente dans ce cas. On a même accusé l'excès de sucre d'être un des facteurs de risque de certains cancers.

Alors quel est la quantité de sucre que l'on peut consommer raisonnablement ?

L'agence de l'alimentation, l'Anses, (Agence nationale de sécurité sanitaire de l'alimentation, de l'environnement et du travail) avance le chiffre de 100 grammes par jour et par personne au maximum. Ce qui fait l'équivalent de vingt-cinq morceaux de sucre de quatre grammes. C'est un chiffre théorique destiné à informer l'industrie et le public. Car, il est impossible d'évaluer vraiment la quantité de sucre rajouté dans nos aliments. Donc méfions-nous du sucre dans nos boissons et nos aliments sans pour cela l'exclure totalement de notre alimentation.

Les édulcorants peuvent être utiles pour initier un régime. Ils ont été accusés de tératogénie et même de cancérogénicité sans que cela puisse être démontré. L'aspartam est le plus utilisé (vendu sous le nom de candérel, pouss-suc, D-sucryl etc.). Pour cette raison, nous ne conseillons pas les boissons « light» à long terme, mieux vaut s'habituer à l'eau !

On accuse actuellement les édulcorants de tromper notre corps. En lui faisant croire qu'on consomme du sucre, notre pancréas secrèterait de l'insuline et augmenterait ainsi notre sensation de faim, stimulerait ainsi notre appétit, d'où un cercle vicieux non désiré. Les édulcorants perturberaient aussi le microbiote intestinal. (ou autrefois appelé flore intestinale)

La grande vogue des boissons « light » pour éviter le sucre, est de plus en plus remise en question…

Le chocolat, association de beurre de cacao (30 à 34 %) et de sucre (52 à 64 %) est à proscrire des régimes hypocaloriques (530 Calories environ pour 100 g).

Par contre, le chocolat noir par les « radicaux libres » qui entrent dans sa composition chimique, serait un très bon antioxydant qui protégerait de la formation de cancer. La consommation d'un carré par jour serait bénéfique… Nous en reparlerons…

2. Les féculents :

Ce sont les aliments à base de farines de céréales (pain, pâtisseries, pâtes etc.), les pommes de terre, les haricots en grains, lentilles, petits pois, pois chiches, semoules, couscous, riz, maïs etc. Ils sont essentiellement composés d'amidon qui sera digéré en dextrines, puis en maltose et finalement en glucose. C'est l'élément énergétique de l'organisme.

Le glucose (dont la formule chimique est : C6H6O6) fournit l'énergie au muscle en se dégradant en $CO_2 + H_2O$:

C6H6O6 + 6 O2 donnent 6 CO2 + 6 H20 + énergie.

Ces féculents contiennent peu de protéines, mais ils en contiennent. Le plus connu est le gluten ou gliadine contenu dans la farine de blé. On a proposé de varier ces féculents, voire de les associer de façon à apporter des protéines différentes à l'organisme. Ce qui est certes bénéfique… Mais ceci ne peut en aucun cas remplacer l'apport protidique de la viande, des œufs et des laitages.

Le glucose est mis en réserve au niveau du foie et du muscle sous forme de glycogène qui sera utilisé lors de l'exercice musculaire.

Le glucose est transformé en lipides (tissu adipeux de réserve) quand la possibilité de stoker du glycogène par le foie et le muscle est saturée. Par conséquent, si l'apport énergétique est trop important, c'est-à-dire s'il dépasse nos besoins, notre corps le mettra en réserve sous forme de graisse !

Les farines utilisées en pâtisserie ou en boulangeries sont issues de blés tendres, contenant 12% de protéines appelées gluten. Il ne contient pas tous les acides aminés indispensables et est pauvre en lysine et en méthionine.

Le pain, en France, est exclusivement constitué de farine, d'eau (60 à 70%), et de sel (1,6 %). Les pains améliorés (pain de mie, pain viennois) sont enrichies en matières grasses, sucres, lait) qui les rendent plus caloriques. Le pain complet est fabriqué avec une farine complète, c'est-à-dire qui contient une partie importante des enveloppes du grain de blé (le son). Le pain de campagne ne comporte aucune particularité réglementaire. Il entre dans la catégorie des pains fantaisies et le boulanger peut y adjoindre des lipides.

La biscotte : son intérêt est sa plus grande digestibilité, mais étant en partie déshydratée, elle bourre moins que le pain et est plus calorique car contient du sucre et des graisses rajoutées. Elle est donc sans intérêt dans les régimes hypocaloriques.

Les pâtisseries industrielles et gâteaux du commerce contiennent énormément de matières grasses et de sucre. Elles sont à éliminer des régimes amaigrissants. De plus les lipides qu'elles contiennent sont soit à base de graisses, soit à base de margarines sans intérêt nutritionnel sinon de faire grossir. A éliminer ! …

Les pâtes alimentaires sont fabriquées avec des semoules de blé dur, riches en protéines, d'autant plus qu'on aura ajouté des œufs. Leur préparation culinaire peut varier et en faire un plat agréable. Ce sera un aliment prisé par le sportif.

3. Les légumes verts, crudités et fruits.

Nous les apparenterons un peu arbitrairement aux glucides. Leur point commun est leur teneur en eau : 90% en moyenne. Leur valeur énergétique très faible (15 à 40 Cal aux 100g) en fait des partenaires de choix dans les régimes hypocaloriques. En voici une liste non exhaustive :

_ Carottes.
_ Betteraves rouges.
_ Navets.
_ Radis.
_ Céleris.
_ Salsifis.
_ Salades.
_ Poireaux.
_ Choux
_ Haricots verts.
_ Chou-fleur et brocolis.
_ Epinards.
_ Fenouils.
_ Melons.
_ Tomates.
_ Courgettes, aubergines, concombres.

Ils sont riches en vitamines, sels minéraux, calcium et fer. Ils sont nécessaires à la formation du bol fécal. La cellulose qu'ils contiennent n'est pas métabolisée par notre organisme et se retrouve dégradée par les bactéries intestinales dans le bol fécal.

Les fruits ont aussi une valeur énergétique faible de 45 Cal/100 g à 70 Cal/100g selon les catégories. En voici une liste :

_ Oranges et mandarines.
_ Pamplemousse.
_ Pêches.
_ Prunes et abricots.
_ Raisins.

_ Pommes et poires, etc.

Les fruits oléagineux (amandes, noix, cacahuètes, noisettes…) sont considérés comme des lipides et sont très énergétiques et donc à éliminer des menus hypocaloriques. Ils contiennent des omégas trois et des omégas six, bénéfiques pour nos artères. Cependant, ils doivent être consommés en petite quantité.

Enfin bananes et pommes de terre sont assimilées aux féculents.

Pour clore ce chapitre, nous rappellerons qu'il est important de consommer chaque jour des légumes verts, crudités et fruits parce qu'ils sont peu caloriques et qu'ils apportent à l'organisme des éléments indispensables à son fonctionnement : vitamines, sel minéraux, fer. Ils entrent dans la constitution du bol fécal. Ils ont l'avantage de remplir l'estomac, et de facilité le réflexe de satiété. C'est pourquoi le menu-clé, 1500 Calories, comporte en début de repas de midi et du soir un plat de crudités ou une salade et des légumes verts pour empêcher la consommation d'une quantité trop importante de féculents et de lipides …

La consommation quotidienne et régulière de cinq fruits et légumes différents est recommandée par les autorités sanitaires. Elle diminuerait l'apparition des différents cancers parce qu'ils contiennent des radicaux libres ayant des propriétés anti-oxydantes au niveau cellulaire.

D. Les Lipides.

Leur valeur calorique est de 9 Cal par gramme. On les divise en deux catégories qui s'opposent : les lipides d'origine végétale, et, les lipides d'origine animale.

1. Les lipides d'origine végétale.

Ce sont des acides gras insaturés. Ils sont liquides à la température ambiante. Ce sont les huiles d'olive, de tournesol, d'arachide etc. Ils sont constitués d'une chaîne d'atomes de carbone en nombre pair reliés par des simples liaisons, plus une ou plusieurs doubles liaisons. Ils sont dits mono, bi ou tri insaturés selon que leur chaîne comporte une, deux ou trois doubles liaisons.

L'organisme ne les fabriquant pas, ils sont essentiels à la constitution et au renouvellement de nos cellules. Ils entrent dans la composition de la membrane cellulaire, du noyau cellulaire et du tissu nerveux. Leur caractère indispensable les a fait parfois dénommer vitamine F.

Ils sont présents en quantité dans la viande de poisson.

Les huiles d'olive, d'arachide et de colza sont riches en acide oléique. Elles augmentent le rapport HDL/LDL cholestérol ; ce qui est bon pour la prévention des maladies cardio-vasculaires.

Les huiles de noix, colza, soja sont riches en acide linolénique (ou oméga 3). Elles diminuent le taux de triglycérides. Ce qui est aussi bon.

Les huiles de tournesol, maïs, pépins de raisin, de soja sont riches en oméga 6 (acide linoléique) Elles diminuent le taux de LDL cholestérol (Low Density Lipoproteins…) dans le sang et ont des propriétés positives sur la reproduction, la peau, le système immunitaire.

Le mieux est de varier son huile d'assaisonnement ou d'utiliser des huiles où le mélange a déjà été fait (Isio 4 par exemple).

On rappellera pour mémoire que les huiles d'olive et d'arachide peuvent être utilisées pour la cuisson.

Le point critique de l'huile d'olive raffinée, c'est-à-dire la température au-dessus de laquelle elle se dégrade est de 242°. Elle est de 159° pour l'huile d'olive vierge et encore moins pour l'extra-vierge.

Le point critique pour l'huile d'arachide raffinée est de 230°, Et pour la non raffinée 160°, celui de l'huile de tournesol raffinée est aussi de 230°, la non raffinée 105°.

Les huiles de colza, noix, soja doivent être consommées crue car elles se dégradent quand on les chauffe.

A noter que le point de fumée du beurre est de 150°. Donc préférez la cuisine à l'huile d'olive !

2. Les lipides d'origine animale :

Ce sont des acides gras saturés constitués de chaînes de 4 à 22 atomes de carbone reliés par une simple liaison. Ils sont solides à température ambiante. Ils entrent dans la composition du beurre, de la crème fraîche, du saindoux et des graisses contenues dans la viande et la charcuterie. En quantité trop importante, ils sont fortement athérogènes. Nous avons vu que les viandes (porc, mouton, volailles, bœuf etc.) contiennent une proportion variable de ces corps gras, jusque 50% pour la charcuterie !

Le cholestérol, indispensable au fonctionnement de l'organisme, est aussi fabriqué par le foie et l'intestin. Le cholestérol subit deux modes de transport différent :
Il va du foie et de l'intestin vers nos organes grâce à des lipoprotéines, les Low Density Lipoproteins (LDL). Si le cholestérol LDL est augmenté de façon significative, il est nuisible car il se dépose peu à peu dans les artères et crée à la longue l'athérosclérose.

Les HDL (High Density Lipoproteins) transportent le cholestérol en sens inverse et empêchent son dépôt dans les tissus et les vaisseaux. Si le rapport HDL/LDL est élevé l'individu peut très bien ne pas avoir d'ennuis cardiovasculaires, tout en ayant une cholestérolémie supérieure à la normale. Si ce rapport est bas, il faut diminuer l'apport de graisses d'origine animale, par contre l'apport d'huile végétale et la consommation de poissons en quantité raisonnable sera maintenue et recommandée.

Seul le médecin traitant pourra décider (en fonction du contexte pathologique et du résultat des analyses) de la prescription d'un traitement hypolipémiant toujours associé à des conseils diététiques.

La margarine est un corps gras obtenu à partir d'huile végétale par saturation industrielle des doubles liaisons. Elle n'a pas d'intérêt diététique : elle peut être utilisée en dehors des régimes hypocaloriques. On l'a accusée récemment d'être cancérigène.

Par conséquent, un régime hypocalorique éliminera le plus possible les graisses d'origine animale, pour conserver une quantité limitée d'huiles d'origine végétale en variant les origines (d'olives, de tournesol, d'arachide, de noix etc.) et introduira le poisson. On dit qu'un poisson gras (saumon par exemple) est meilleur qu'une viande maigre…

E. Les sels minéraux.

Ils sont présents dans les régimes équilibrés et variés et ne sont pas caloriques.

1. Le sel ou chlorure de sodium (NaCl)

Il est présent en trop grande quantité dans notre alimentation. Nos besoins ont été évalués par l'OMS (Organisation Mondiale de la Santé) au maximum à cinq grammes de chlorure de sodium (le sel) par jour. Or notre alimentation peut en apporter 8 à 10 grammes par jour. Ce qui est beaucoup trop et peut être responsable à long terme, avec les autres facteurs de risque, d'hypertension artérielle. Les liens entre le sel et la pression artérielle sont connus depuis longtemps. L'O.M.S recommande de rester en dessous de 5g d'apport de sel par jour.

Par conséquent, se méfier du sel, ne pas cuisiner trop salé, surtout ne pas en rajouter dans l'assiette.

Là encore, les aliments du commerce contiennent souvent beaucoup trop de sel ajouté parce que c'est un excellent conservateur. Il faut citer plus particulièrement :
- Les plats préparés.
- Les conserves.
- La charcuterie.
Cette liste n'est pas exhaustive.

Le pain en contient. La viande et les poissons en contiennent naturellement. Les besoins de base seront de toute façon couverts.

Point n'est besoin de rajouter du sel de table dans son assiette.

La sueur contient une quantité variable de chlorure de sodium. Par conséquent l'effort physique ou la chaleur (canicule ou séjour dans un pays chaud) entraîne une perte de sel qui sera compensée par une alimentation un peu plus salée.

2. Le fer

Il entre dans la composition de l'hémoglobine c'est-à-dire du sang. Il est présent dans la viande, les abats et les poissons, le jaune d'oeuf ainsi que dans certains végétaux (épinards, lentilles, haricots blancs, fruits secs, pois, persil, pain etc.) L'alimentation variée en apporte suffisamment.

Chez la femme réglée et la femme enceinte les besoin en fer sont doublés soit environ 20 mg/jour.

3. L'iode.

Les besoins en iode sont largement couverts par les poissons et les aliments provenant de la mer. Certains légumes en contiennent (oignons, haricots).

Le goitre endémique par carence en iode qui était fréquent au siècle dernier dans les régions montagneuses éloignées de la mer, a presque complètement disparu grâce à l'amélioration des transports, grâce aux produits surgelés, aux voyages.

4. Le phosphore.

Il entre dans la composition de la trame minérale de l'os avec le calcium. Il est présent en quantité dans toutes les viandes et les poissons, les œufs et les produits laitiers, mais aussi dans la plupart des légumes et des fruits.

F. LES VITAMINES.

Elles sont présentent en quantité suffisantes dans notre alimentation variée à base de crudités, légumes, fruits, viandes et laitages.

Cependant, des carences vitaminiques peuvent apparaître chez les grands dénutris, anorexiques, alcooliques, toxicomanes…

Dans ces cas extrêmes, une supplémentation vitaminique médicamenteuse sera nécessaire.

1. Mention spéciale à la vitamine D.

Elle est nécessaire à la croissance et à l'entretien des os. L'alimentation apporte suffisamment de précurseur de la vitamine D (l'ergostérol) et c'est l'exposition au soleil qui le transformera en vitamine D active.

Le conseil de sortir pour une promenade quotidienne trouve une nouvelle raison d'être mis en pratique. Il est conseillé de s'exposer un peu au soleil quand c'est possible.

Le calcium et la vitamine D sont nécessaires pour combattre l'ostéoporose des personnes âgées et notamment des femmes.

La vitamine D serait utile dans la formation des anticorps pour résister aux infections saisonnières ou autres.

2. Vitamine A ou rétinol est un dérivé du carotène.

Le bêta-carotène précurseur de la vitamine A se trouve dans presque tous les fruits et légumes, notamment les carottes. Il est thermostable. On connait ses propriétés anti-oxydantes contre le vieillissement cellulaire.

La participation du rétinol dans la vision, notamment nocturne a été bien établie.
Il est utile dans le métabolisme des épithéliums et particulièrement de la peau où il facilite la sécrétion de mucus et empêche la kératose.

3. Vitamine B1 ou thiamine :

On la trouve dans les céréales. Elle est assez thermostable, mais la cuisson en diminue la teneur. Elle intervient dans le métabolisme des glucides.

4. Vitamine B2 ou riboflavine.

Elle est présente dans beaucoup d'aliments : légumes, levures et farines, lait, viandes et n'est pas détruite par la cuisson.
Elle intervient dans les mécanismes énergétiques notamment des muscles.

5. Vitamine B3 ou PP ou acide nicotinique.

Presque tous les aliments en contiennent : fruits et légumes, céréales et farines, laitages, poissons et viandes.
Elle intervient dans le métabolisme des glucides, des acides gras et des acides aminés.

6. Vitamine B5 ou acide pantothénique.

Elle est présente dans beaucoup d'aliments.

On l'a utilisé dans le traitement des escarres, les ulcères variqueux et même dans la chute des cheveux sans que l'effet soit réellement démontré…

7. Vitamine B6 ou pyridoxine.

Elle intervient dans le métabolisme des acides aminés. Elle est présente dans de nombreux aliments (viandes, lait, céréales, fruits et légumes)

8. Vitamine B8 ou biotine ou encore vitamine H

Les aliments riches en biotine sont le jaune d'œuf, le foie, les rognons mais la plupart des aliments en contiennent.

9. Vitamine C ou acide ascorbique.

La carence en vitamine C ou scorbut était bien connu des marins au long cours au dix-septième et dix-huitième siècle.
Elle est détruite par la chaleur et est contenue dans tous les fruits (notamment les agrumes) et les légumes consommés crus.

Elle est indispensable dans la synthèse du collagène (action réparatrice de la peau et des os), dans le métabolisme du fer et dans la synthèse des hormones.

La vitamine C intervient au niveau des processus d'oxydation cellulaire. Son action anti-oxydante protège la cellule des agents oxydants toxiques. Elle agit en diminuant le taux de radicaux libres soupçonnés de favoriser les cancers, le vieillissement et même les maladies cardiovasculaires.
Pour ces raisons, il est très important de manger des crudités et des fruits crus.

La vitamine C est utilisée à fortes dose (1 gramme/j) dans les infections saisonnières (rhinites, angines et grippes) parce qu'elle aurait une action stimulante des défenses immunitaires.

10. Vitamine B12 ou cyanocobalamine

Elle est présente dans les viandes, les poissons, le jaune d'œuf, et les laitages. Il n'existe pas de carence alimentaire en vitamine B12 sous nos climats. Mais pour être absorbée, elle doit se combiner à un facteur intrinsèque sécrété par la muqueuse de l'estomac.

C'est pourquoi, il existe quand même une carence de vitamine B12 par malabsorption c'est-à-dire par défaut du facteur intrinsèque chez les gastrectomisés. La gastrectomie est l'ablation de l'estomac, opération devenue rare depuis l'apparition de médicaments efficaces pour soigner l'ulcère d'estomac. Cette carence provoque l'anémie de Biermer, corrigée par l'injection de vitamine B12.

11. Vitamine B9 ou acide folique.

Elle est assez répandue dans l'alimentation dans tous les légumes, notamment ceux à feuilles vertes (d'où son nom), les viandes et les poissons.

Les carences en acide folique peuvent se voir dans les milieux défavorisés, chez les femmes enceintes dont les besoin en acide folique sont multipliés par deux.

Elles entrainent une anémie.

Chez la femme enceinte, cette carence serait responsable chez le fœtus, d'anencéphalie et de spina bifida qui sont de graves malformations neurologiques.

La supplémentation en vitamine B9 sous forme de comprimés est recommandée quatre semaines avant la conception jusqu'à huit semaines après.

12. Vitamine E ou Tocophérol.

Le tocophérol est largement répandu dans les aliments d'origine animale ou végétale et particulièrement dans les huiles, les fruits oléagineux et les germes de céréales.

C'est un agent antioxydant tamponnant les radicaux libres notamment au niveau des acides gras insaturés et de la membrane cellulaire. Il protègerait contre les cancers et le vieillissement cellulaire.

Il empêche l'agrégation plaquettaire et donc la formation de caillots. Dans l'artérite des membres inférieurs, sa prescription améliore le périmètre de marche et baisse le taux de mauvais cholestérol.

13. Vitamine K.

La vitamine K est présente dans le chou, la choucroute, les épinards, les huiles végétales.

Il n'existe pas de carence en vitamine K chez l'homme car elle est synthétisée par le microbiote intestinal c'est-à-dire par la fermentation intestinale.

Elle est indispensable à la synthèse de différents facteurs intervenant dans la coagulation et donc la formation du caillot (action antihémorragique).

Les médicaments anti-vitamines K empêchent la formation de caillots dans le système vasculaire. Ils sont très utiles quand on veut fluidifier le sang dans certaines pathologies (phlébites, embolies, artérites et coronarites).

L'étude des différentes vitamines montre qu'il est indispensable d'avoir une alimentation variée comprenant notamment des fruits et légumes, de la viande, poissons et laitages.

Il n'y a plus de carences vitaminiques sous nos climats sauf chez les individus anorexiques quelle qu'en soit la cause (alcoolisme, drogues, anorexie, maladies psychiatriques).

G. Les radicaux libres et les agents antioxydants.

Au niveau de la respiration cellulaire, des molécules ont un électron libre : C'est un radical libre. Pour cette raison, ces molécules génèrent une grande instabilité et entraînent des réactions en chaîne destructrices au niveau cellulaire, responsables du vieillissement, de maladies dégénératives ou de cancers.

Heureusement la nature a donné à nos cellules les moyens de lutter contre ces réactions : Ce sont les agents antioxydants.

Nous avons vu que les vitamines A, C et E étaient de merveilleux agents antioxydants.

Les régimes équilibrés en contiennent suffisamment.

Voici une liste d'aliments riches en antioxydants :
- Les légumes (carottes, tomates, brocolis, choux, épinards, cressons, salades etc.)
- Les fruits (agrumes en particulier, mais aussi tous les fruits)
- Mention spéciales aux fruits rouges qui, en plus des vitamines, contiennent des tanins (raisins noirs, prunes noires etc.)
- Noix, amandes, avocats, huiles végétales.

- Cacao, chocolat noir (un petit carré par jour suffit), café, thés.

Cette explication par les radicaux libres et les agents antioxydants démontrent la nécessité d'avoir une alimentation équilibrée et variée…

Les « suppléments alimentaires » contenant des vitamines, des agents antioxydants et des oligoéléments, n'ont pas démontré leur efficacité.

Ils pourraient être nuisibles. Des études sont en cours…

Cette seconde partie a permis de montrer les raisons qui nous ont fait choisir tel aliment plutôt que tel autre dans nos programmes d'alimentation visant la perte de poids à long terme et si possible définitive.

Cette méthode vise à rééduquer le patient obèse ou en surpoids par la compréhension des principes simples de la diététique appuyés par des bases scientifiques.

En comprenant, dans un premier temps, la nécessité de s'alimenter sainement, puis, dans un second temps, en mettant en pratique les notions de base de la diététique, chaque individu pourra se prendre en charge et acquérir un poids acceptable pour rester en bonne santé…

CONCLUSION DES PREMIERES ET DEUXIEMES PARTIES.

Dans ce précis de diététique, nous avons détaillé les régimes hypocaloriques et leurs indications, notamment celui de 1500 Cal, régime de référence en matière d'amaigrissement. Dans la seconde partie, nous avons rappelé des notions de bases de diététique. Elles permettent de comprendre la nécessité de tel ou tel régime : programme d'alimentation varié où les crudités, les légumes verts, les fruits, les laitages etc. n'ont pas été oubliés.

Ainsi les patients obèses ou souffrant d'un surpoids pourront réapprendre à manger normalement, sauront manier les quantités (en pesant sur une petite balance de cuisine), se méfieront des corps gras, des aliments et des boissons sucrées ou alcoolisées.

J'insiste sur les boissons sucrées et/ou alcoolisées que notre organisme ne semble pas considérer comme des aliments et qui pourtant, apportent énormément de calories. L'obésité de l'enfant est en partie due aux boissons sucrées (sodas et jus de fruits), pas seulement, biensûr,avec les sucreries, gâteaux, glaces etc. et la sédentarité.

Il nous semble important de toujours garder le plaisir de manger, de prendre son temps pour manger dans une atmosphère agréable, de préparer son repas avec les ingrédients de son choix qui donne du goût, et, qui restent non caloriques (ail, oignon, persil, moutarde ou poivre par exemple). Car on peut rester gourmet, tout en observant un régime c'est-à-dire sans être gourmand ou goinfre.

C'est pourquoi, il nous paraît logique d'écarter les aliments ou sachets de substitution qui peuvent avoir leur indication dans certains cas très particuliers, mais qui ne réapprendront pas à se nourrir correctement et à prendre de bonnes habitudes alimentaires.

Nous soulignerons encore l'importance d'avoir de bonnes habitudes alimentaires en :

1. éliminant les corps gras le plus possible
2. éliminant les boissons sucrées et alcoolisées, les sucreries, le chocolat, les pâtisseries, les fruits oléagineux ou secs.
3. En mangeant de la salade, des légumes verts, des fruits.
4. En buvant abondamment de l'eau.
5. En contrôlant régulièrement son poids.
6. En se méfiant du sel.
7. En variant le plus possible son alimentation, c'est-à-dire : varier les légumes, les féculents, les viandes sans oublier les poissons etc.
8. Ces bonnes habitudes diététiques n'empêchent pas de consulter son médecin car lui seul pourra prescrire les examens biologiques. Eventuellement, selon les cas, les résultats ou une pathologie associée, il sera amené à prescrire un traitement.

Aucun médicament, aucune pilule ne fait maigrir ! Les coupe-faims, souvent dérivés inavoués des amphétamines, ont été un échec. Ils ont été abandonnés parce qu'ils étaient nuisibles à la santé !

Les diurétiques, les extraits thyroïdiens sont nuisibles, sauf s'il existe une pathologie associée au surpoids, avérée et diagnostiquée par le médecin, nécessitant ces prescriptions.

Il n'est pas nécessaire, à mon avis, de recourir aux aliments allégés, du type beurre allégé, crème fraîche allégée etc. sauf si on est habitué à tel ou tel produit. Il faut mieux consommer de bons produits en quantité raisonnable de façon à satisfaire son goût.

Pour finir, une question m'a souvent été posée : Comment fait-on pour suivre un régime amaigrissant quand on travaille et qu'on mange à la cantine ou au restaurant ?

Il est certain qu'il est difficile de trouver un restaurant ayant à sa carte un menu prenant modèle sur le repas de midi du régime 1500 Cal. Beaucoup de cantines ont déjà fait un effort allant dans le sens du « manger » léger. Des progrès restent à faire. De nombreuses femmes (infirmières, vendeuses, cadres, visiteuses médicales etc.) préfèrent garder la ligne en emmenant dans leur sac une boite en plastique avec leur abondante salade de crudités, une autre avec leur 100g de viande ou de poisson et leur 150g de féculent, avec une pomme et un yaourt ! Les hommes aussi s'y mettent !

Je terminerai en soulignant qu'il n'est pas bon d'être maigre quel que soit l'âge, et surtout chez les personnes âgées, que la maigreur est un facteur de risque, de diminution des défenses immunitaires, d'ostéoporose, de fonte de la masse musculaire. Finalement, la maigreur comme le surpoids et l'obésité accroit le risque de dépendance et d'hospitalisation.

Raison de plus pour avoir un poids normal !
Bien s'alimenter reste donc une affaire de bon sens !

Bon appétit !

TROISIEME PARTIE : POURQUOI DEVIENT-ON BOULIMIQUE ?

1. Qu'est-ce que la boulimie ?

C'est l'envie irrépressible de se mettre quelque chose sous la dent… La boulimie ne s'accompagne pas forcément d'une sensation de faim.

Il s'agit de satisfaire un besoin de plaisir imminent. Le boulimique, parfois après une phase de résistance, est obligé d'aller vers son réfrigérateur, sa plaque de chocolat ou son paquet de gâteau pour satisfaire cette pulsion.

On peut dire que la boulimie s'apparente aux conduites addictives tout comme le besoin d'alcool, de tabac, de drogue et même les conduites addictives aux jeux d'argent ou le besoin irrépressible, immédiat et répété de sexe.

2. Comment expliquer la boulimie ?

La boulimie se développera à partir de frustrations répétées. Pour lutter contre des déconvenues, ou un état dépressif latent interne, l'individu, son organisme a besoin de recourir à une sensation de plaisir immédiat :

- Le fumeur allumera une cigarette.
- Le buveur se servira un petit verre…
- D'autres se rouleront un joint…

- Le boulimique mangera sa friandise préférée…

3. Comment lutter contre les conduites addictives ?

- En voyant la vie du bon côté... En évitant le repli sur soi, en allant vers les autres avec le sourire, en écoutant leurs plaisanteries, en tournant en dérision les petits inconvénients des rapports humains...

- En pratiquant un sport de détente...
- En recherchant l'amour et la confiance de sa compagne ou de son compagnon...
- En ayant une conduite altruiste et des amis...
- En évitant les stress...
- En pratiquant parfois des techniques de relaxation : Taï chi, Dou in, etc.

- En oubliant par tous ces moyens, ses petits plaisirs immédiats, son chocolat, les bonbons, les gâteaux ! Parce qu'on sera content de vivre et qu'on aura déjà éprouvé du plaisir...
- Pour éviter une rechute, toujours possible, en n'achetant plus les sodas, boissons sucrés, confiseries, chocolats etc... de façon à ne pas craquer en de nouvelle attaque compulsive...

4. Et si la rechute survient ?

Il est souvent difficile de se débarrasser d'une conduite addictive. Il faut le savoir. Les médecins le savent !

Le fumeur repenti, dans un état de faiblesse, acceptera une cigarette, l'alcoolique sevré devant l'insistance d'un copain persuasif, mal informé ou pervers, acceptera un verre... et c'est la rechute. Le cycle infernal qui recommence !

Pour le boulimique, c'est un peu la même chose ! Un événement frustrant, un peu de solitude, de frustrations ou d'ennuis familiaux ou professionnels peuvent suffire à le faire craquer ... C'est la rechute !

Il ne faut pas avoir honte de cette rechute ! Elle est statistiquement probable. La crise passée, il suffit de rassembler ses forces et de recommencer en ayant l'espoir de vaincre définitivement son addiction.

Après quelquefois plusieurs échecs, la délivrance survient et c'est un bonheur d'avoir enfin réussi !

5. Comment s'explique physiologiquement la boulimie ?

L'ingestion de sucre entraîne une augmentation de la glycémie (taux de glucose) dans le sang. Pour réguler la glycémie dont le taux normal est d'environ un gramme par litre, les « îlots de Langerhans » situés dans la queue du pancréas secrètent de l'insuline.

Si l'apport de sucre est très important, la sécrétion d'insuline est aussi importante et dépasse son but en induisant une hypoglycémie, c'est-à-dire un taux de glucose insuffisant. L'hypoglycémie entraîne immédiatement une sensation de faim… que l'individu s'empressera de combler en mangeant….

Nous sommes dans un cercle vicieux expliquant parfaitement la boulimie d'un point de vue physiologique…

6. Comment expliquer les conduites addictives ?

Prenons le cas de l'addiction aux jeux d'argent.

Un jour le hasard fait gagner au loto ou à la roulette, peu importe, une forte somme d'argent à Monsieur X. Celui-ci éprouve une immense sensation de plaisir… Cette félicité, le cerveau de M. X s'en rappellera toujours et commandera à cet individu de rechercera à nouveau cette immense sensation de plaisir jusqu'à tout reperdre et même dans certains cas à se ruiner.

Monsieur X présente une addiction aux jeux.

Nous savons maintenant que, dans le cas d'une grande sensation de plaisir, le cerveau secrète une endomorphine et qu'il recherchera toujours cette sensation de bonheur ou de « puissance » en induisant une conduite addictive…

Il en est de même pour tous les plaisirs, dont celui qui nous intéresse ici qui est le plaisir de manger…

Nous ne sommes pas tous égaux devant les addictions. Certains se laisseront entraîner dans une addiction dès la première ou la seconde prise de haschisch, d'autres seront plus résistant. Certains fumeurs arrêteront de fumer sans souffrir de l'arrêt du tabac et sans rechute tandis que d'autres auront beaucoup de mal à s'en délivrer…

Dans le cas de M. X, un autre aurait encaissé l'argent sans retourner jouer ou en jouant très modérément…

7. Explication psycho-social de l'obésité…

Nous sommes dans une société où les réunions sociales, familiales ou professionnelles se terminent par les pots ou des repas. La sociabilité passe souvent par des pots ou des repas pris en commun…

D'autre part, nous nous sommes sédentarisés. Nous nous déplaçons en voiture ou par les transports en commun. La plupart des professions ne nécessitent plus d'effort physique, les machines ayant remplacé les bras des hommes… Les dépenses énergétiques de notre organisme ont diminué tandis que les apports tendent à augmenter !

On comprend pourquoi l'individu qui oublie de se peser régulièrement, accroît peu à peu son poids jusqu'à être en surpoids ou même obèse.

Tout dans notre société nous incite à consommer… A commencer par la publicité. Il n'est pas étonnant que les publicités sur l'alcool et le tabac aient été sévèrement encadrées.

Faut-il faire de même vis-à-vis du sucré et du sucré-salé ? Au moins auprès des personnes particulièrement vulnérables que sont les enfants ? Donc au minimum, bannir la publicité des aliments et boissons sucrés des émissions à destination des enfants ?

La nourriture industrielle prend de plus en plus d'importance dans l'alimentation de la population.

De quoi s'agit-il ?

Conserves, plats tout préparés, chips, bonbons, pizzas, gâteaux du commerce, gâteaux apéritifs, sodas, charcuteries etc. C'est-à-dire tous les aliments « prêts à consommer » que nous offrent pour nous simplifier la vie, l'industrie alimentaire…

Or, la plupart de ces aliments contiennent soit trop de sel, soit trop de sucre ou trop de graisse, ou les trois en même temps, c'est-à-dire tout ce qui est mauvais pour la santé, nous fait grossir et nous incitent à manger…

Ces aliments ultra-préparés contiennent en outre des conservateurs, des colorants, des édulcorants. On soupçonne de plus en plus ces corps chimiques d'être cancérigènes. Des études à grandes échelles sont en cours…

Bref, cette façon de s'alimenter peut contribuer à l'augmentation de poids de la population en générale, d'où l'importance de se méfier et de se peser régulièrement…

QUATRIEME PARTIE : REPONDONS AUX QUESTIONS QUE L'ON SE POSE PARFOIS...

1. Le café ?

La caféine (tri-méthyl-xanthine) est la substance psychostimulante la plus consommée au monde.

Beaucoup de personne sont accros au petit noir... Ce qui en fait certainement une drogue... Mais une drogue gentille, à tel point qu'elle est autorisée chez le sportif et ne fait l'objet d'aucun contrôle antidopage. C'est parce que la caféine n'active pas les mêmes circuits du plaisir que la cocaïne, la morphine et l'héroïne et donc n'entraîne pas la même dépendance...

Les propriétés psychostimulantes de la caféine en ont fait une substance de choix pour le petit déjeuner. Dans le cas d'une tasse au réveil, la vigilance et la concentration sont accrues de même que la capacité au travail. C'est pourquoi, on a vu les machines à café fleurir dans les entreprises, sur les lieux de travail, les stations-service pour éviter l'endormissement au volant, par exemple.

Chez la personne âgée, des études ont montré que la caféine avait une action bénéfique sur la vigilance, la mémoire et les fonctions cognitives du cerveau, pouvant diminuer l'apparition de la maladie d'Alzheimer, du Parkinson et même de la sclérose en plaque.

On avance aussi que le café aurait un effet protecteur dans certains cancers...

Nous ne sommes pas tous égaux devant le café. Certaines personnes auront des symptômes détestables dès la première tasse : anxiété, battements de cœur, angoisse, insomnie. Cette susceptibilité particulière s'explique par un enzyme hépatique qui dégrade la caféine dont le sujet intolérant serait dépourvu.

La teneur en caféine diffère selon les cafés :

- Le robusta contient environ deux à deux-et-demi pour cent de caféine tandis que l'arabica n'en contient qu'un pour cent.

- Le café décaféiné dont on a extrait la caféine sur le café vert c'est-à-dire avant sa torréfaction, contient des traces de caféine, 0,1% s'il est moulu, 0,3% s'il est soluble. Mais ces faibles doses n'ont aucun effet sur l'individu qui le consomme.

Voici une liste de la quantité de caféine contenue dans une tasse :
Un déca : 3 mg
Un chocolat chaud : 18 mg
Un thé vert : 21 mg
Un expresso : 25 mg
Un coca : 40 mg
Un café instantané : 80 mg
Un café filtre : 90 mg

La consommation de café à dose importante (plus de trois à quatre tasses par jour) n'est pas conseillée pendant la grossesse et chez l'enfant pour une question de formation et de développement de l'encéphale et des tissus nerveux. Beaucoup de femmes enceintes ressentent un dégoût pour le café et diminuent ou cessent d'elles-mêmes leur consommation de café.

A partir de quelle dose le café est-il nuisible ?

Nous avons vu que nous ne sommes pas tous égaux devant le café. Les premiers symptômes délétères sont : une nervosité, une anxiété, des bouffées d'angoisse, de l'insomnie, des battements de cœur essentiellement des extrasystoles.

L'EFSA (European Food Safety Authority) recommande de ne pas dépasser 400 mg de caféine par jour pour un adulte en bonne santé et seulement 200 mg pour les femmes enceintes et les personnes fragiles.

Il n'y a pas de risque pour un enfant de consommer une tasse de chocolat au lait (Seulement 10 mg de caféine) ou un yaourt aromatisé au café (4 mg de caféine au maximum).

Par contre cent millilitre de café filtre apportera 80 mg de café si c'est de l'arabica et 160 mg si c'est un robusta.

J'insiste : l'arabica est beaucoup moins riche en caféine que le robusta.

Associations dangereuses :

L'abus de sodas et de boissons énergisantes riches en caféine et en taurine associés aux boissons alcoolisées sont dangereuses. Cette association et cette surconsommation sont pratiquées souvent dans les réunions festives. Les centres hospitaliers enregistrent chaque année plusieurs accidents (comas, et décès par arrêt cardiaque).

En plus de la caféine et de l'alcool, la taurine qui entre dans la composition des boissons énergisantes, n'est pas anodine.

2. Qu'est-ce que la taurine ?

C'est un dérivé d'un acide aminé soufré dont la formule chimique est :

$C_2 H_7 NO_3 S$

C'est un neurotransmetteur présent naturellement dans notre organisme dont la fonction est d'améliorer la transmission nerveuse et de faciliter la consommation du glucose par les muscles dont le cœur.

La taurine est naturellement présente dans notre corps à la dose maximum de 200 mg par jour.

Une canette de boisson énergisante (Red Bull ou Dark Dog) contient 1000 mg de taurine. Sa trop grande consommation peut entraîner des tachycardies, des troubles nerveux comme des tremblements, des vertiges, des fourmillements dans les membres et même des crises d'épilepsies ainsi que des troubles psychiatriques à type d'angoisse, nervosité, agitation et confusion. Associée à d'autre « toxiques » (essentiellement alcool et caféine,) elle a pu être accusée d'un arrêt cardiaque, d'accidents vasculaires cérébraux sans que cela puisse vraiment être prouvé.

Longtemps suspecte en France, elle n'a été autorisée qu'en 2008 alors qu'elle l'était depuis bien longtemps aux Etats-Unis.

En 2009, l'EFSA (Autorité Européenne de Sécurité Sanitaire) a émis l'avis que la taurine ne devrait pas susciter d'inquiétude particulière…

3. L'alcool

L'alcool éthylique ou éthanol est obtenu par la fermentation des sucres de fruits, de racines ou de céréales. Pour obtenir des alcools forts (Rhum, vodka, cognac), on recourt à la distillation.

Sa formule chimique est : CH_3-CH_2-OH. En chimie, c'est le groupe hydroxyle –OH qui détermine l'appellation « alcool ».

Un verre de vin rouge de cent millilitres apporte environ 80 à 100 Calories, un demi de bière (c'est-à-dire 25 cl) 90 à 120 Calories, selon le degré d'alcool et la quantité de sucre ajoutée. Ils sont donc déconseillés dans tous les programmes d'alimentation hypocaloriques.

L'alcool est une drogue psychotrope. En cinq à dix minutes, il inonde le cerveau. Il a d'abord un effet de détente, une action anxiolytique et relaxante. Il calme les angoisses et les inhibitions. Il est, dans un premier temps, euphorisant et entraîne souvent un sentiment de surpuissance.

Ces effets ont fait son succès dans les soirées, cocktails et réunions.

En induisant cette sensation de plaisir intense, notre organisme le considère comme un ami…

C'est un faux ami, un ami qui nous veut du mal !

L'alcool rend insensible à la douleur, à tel point qu'il fut le premier vrai anesthésiant. Larrey, chirurgien du premier empire, faisait boire de la gniole aux blessés atteints par la gangrène à l'époque des batailles napoléoniennes avant de les amputer…

Dans un deuxième temps, les boissons alcoolisées endorment et si leur ingestion continue, peuvent faire sombrer dans le coma.

Un coma éthylique doit toujours être hospitalisé, et souvent en réanimation car même vigile (de stade 1) l'imprudent consommateur peut s'enfoncer à tout moment dans un coma profond et mourir.

Au-dessus de 0,50 gramme d'alcoolémie soit l'équivalent de deux ou trois verres de vin, il diminue d'environ trente pour cent le temps de réaction, induit aussi une perte de l'équilibre, CE QUI REND LA CONDUITE AUTOMOBILE TRES DANGEREUSE.

La pratique des « cuites », chères aux bacchanales de la jeunesse, entraîne malheureusement des lésions cérébrales irréversibles. Il est particulièrement dommageable de gaspiller ainsi ses capacités intellectuelles quand il s'agit de fêter le succès à un examen ou à un concours difficile avant de devenir un petit génie dans la recherche ou dans tout autre domaine… Car l'alcool, en brûlant petit à petit les neurones, rend insidieusement idiot…

Le lendemain, s'installe la « gueule de bois » sorte de mal-être, de dépression, de pessimisme et de résurgence d'une anxiété avec parfois des angoisses, voire des idées de suicide.

La recherche du plaisir antérieurement éprouvé par le cerveau, peut entraîner l'individu vers la dépendance, c'est-à-dire vers l'alcoolisme. Cette dépendance s'installe progressivement, à bas bruit, prend quelquefois plusieurs années.

Nous connaissons tous la dégradation progressive des grands alcooliques, dégradations sociales, professionnelles (licenciement) et familiales (divorce), mise au ban de la société ainsi que de leur santé tant du point de vue cérébral qu'hépatique. La mort étant au bout du tunnel si l'individu ne réagit pas alors qu'il est encore temps.

Dans sa réalité l'alcool est une drogue dure. Son coût social est énorme. Il faut se méfier de ce faux ami. Sa consommation doit rester très modérée, sinon nulle !

Pourquoi nulle ?

On a longtemps loué les bienfaits d'un verre de vin rouge au repas de midi et du soir, du moins pour le système cardiovasculaire, puis des études ont montré qu'il n'en était rien. On est passé alors à un verre de vin par jour.

Le CIRC (Centre International de Recherche contre le Cancer) vient de démontrer que l'alcool est le deuxième cancérigène derrière le tabac et que même à faible dose (un verre par jour), il est cancérigène.

Par conséquent, tous les arguments plaident pour une non consommation de boissons alcoolisées.

Une vie saine est sans alcool !

L'entourage a une grande importance pour aider un ami, un frère, un mari etc. à se sortir d'une addiction à l'alcool. Car l'individu dépendant de l'alcool tentera de manipuler son entourage en lui faisant admettre son intoxication, en la minimisant, en tentant d'en entraîner certains dans son travers.

L'entourage, « les aidants, » devront rester fermes, patients, toujours bienveillants de façon à faire prendre conscience par l'intoxiqué de la gravité de son cas, de sa lente dégradation.

Comment inciter cet ami à arrêter son intoxication ?

Premier stade :

Cet ami est dans la dénégation de son addiction. Il minimise sa dépendance. Dans la réalité, il ne pense qu'à ça : inviter des copains à l'apéritif, partager une bouteille. Il fait du prosélytisme c'est-à-dire qu'il a envie de faire partager son plaisir de boire « un verre. »

C'est le stade difficile où il faut faire prendre conscience à son ami de la dépendance dont il est victime. Il risque de vous rejeter comme un rabat-joie, un oiseau de mauvais augure.

Il faudra s'armer de discrétion, de patience sans se décourager, car un jour l'étincelle se produira et cet ami prendra conscience de son alcoolisme même modéré et consentira à faire un effort.

Deuxième stade :

La prise de conscience ayant eu lieu, cet ami devra prendre la décision personnelle et définitive d'arrêter de boire des boissons alcoolisées. Personne ne peut le faire à sa place. C'est une décision volontaire et personnelle. C'est difficile et c'est possible.

Le médecin généraliste pourra prendre en charge ce patient, l'aider, aussi, en le considérant bien c'est-à-dire en l'écoutant et en valorisant ses qualités.

Ce médecin généraliste devra être chaleureux vis-à-vis de ce patient « addictif », c'est-à-dire ne pas le prendre de haut… S'il existe le moindre ton de mépris, il ne pourra pas l'aider, et dans ce cas il vaut mieux en choisir un autre. Car il est certain que tous les médecins n'ont pas la patience, ni l'art de prendre en charge de telles conduites…

En prescrivant des examens biologiques, le médecin démontrera aussi la gravité de l'atteinte hépatique, ce qui peut contribuer ou inciter le patient à prendre la résolution de se libérer de son addiction…

Celui-là pourra aussi prescrire une molécule ayant la réputation d'aider au sevrage : le baclofène.

Le baclofène est à l'origine un myorelaxant. De nombreux médecin se sont aperçus de son action positive dans l'addiction à l'alcool. En mars 2014, l'ANSM (Agence Nationale de Sécurité du Médicament) a donné son approbation temporaire pour la prise en charge de la dépendance à l'alcool. Une demande d'AMM (Autorisation de Mise sur le Marché) a été faite.

D'après plusieurs publications scientifiques, le baclofène aurait aussi une action sur les autres addictions (tabac, drogue)…

Pour se sortir de la dépendance à l'alcool, dans certains cas, c'est-à-dire les cas les plus graves, il faudra se résoudre à une hospitalisation dans un centre spécialisé en alcoologie.

Le séjour dans ce centre est d'environ trois semaines. Le sevrage, c'est-à-dire l'arrêt total de toute boisson alcoolisée, est progressif. Il est obtenu en quelques jours, au maximum en une semaine.

Le reste du séjour est consacré à l'adhésion volontaire du patient à l'arrêt total et définitif de toute boisson alcoolisée ainsi qu'à une remise en forme physique et psychique afin d'éviter toute rechute à la sortie du centre.

Ce qui n'est pas toujours aussi évident…

Troisième stade :

Quand le sevrage est obtenu, il faut bien savoir que cette guérison est fragile et qu'une rechute est toujours possible. Il ne faut jamais offrir de boisson alcoolisée à un ami sevré, car dans ce cas, la rechute est assurée !

Par conséquent, le patient guéri devra cesser toute rencontre avec des faux amis qui le tenteront en lui offrant de l'alcool au nom de l'amitié… Ce qui est parfois difficile, car les habitudes ont la vie dure !

Car beaucoup de gens bâtissent leur amitié autour de la « dive » bouteille. Celui qui ne boit plus peut être rejeté comme étrange ou anormal !

Les milieux professionnels ou associatifs organisent de plus en plus de pots de l'amitié. Il est important que le public, l'entourage respectent ceux qui sont abstinents vis-à-vis des boissons alcoolisées…

Il est parfois difficile d'échapper aux griffes de l'alcool…

En cas de rechute :

Ne jamais se décourager !

Ne jamais abandonner un ami qui a rechuté même si parfois le découragement vous vient ! Car il arrivera à s'en sortir… s'il est considéré et apprécié dans les atouts qu'il possède sûrement, et le valorisent ; et s'il sent qu'on peut aussi l'aimer malgré cette maladie qui le ronge et l'accapare !

Il faut toujours songer que la dépendance à l'alcool est une maladie grave et comme toutes les maladies graves, il est parfois difficile de s'en sortir… L'alcoolique est une victime. Il reste la victime de cette grave maladie…

Marc Twain disait : « Il n'y a rien de plus facile que d'arrêter de fumer. Je le sais, je l'ai fait cinquante fois. »

Pour toutes les addictions, c'est la même chose. L'essentiel est de s'en sortir car au bout de ce chemin pavé d'embuches, il existe une vie meilleure et LIBRE de toute dépendance ! L'individu devra vaincre sa dépendance par la seule force de sa volonté… Il s'en sortira grandit comme quelqu'un qui a remporté une grande victoire sur lui-même, en ayant enfin retrouvé la confiance en lui…

En conclusion de ce chapitre, j'insisterai sur l'importance de l'entourage de celui qui boit trop. C'est la même chose avec toutes les drogues… Il faut opposer l'entourage positif de l'entourage négatif :

1/ L'entourage positif, les « aidants », ceux qui vont aider le « dépendant » à s'en sortir avec patience, avec bienveillance, mais en restant ferme, droit dans ses bottes !

Avec confiance dans la résurrection finale…

Sans jamais se décourager…

2/ L'entourage négatif, les faux amis, anciens compagnons de beuverie qui n'auront de cesse de faire rechuter l'alcoolique guérit…

Et les gens mal informés pour qui « boire un petit coup est agréable »…

Oui, mais pas pour tout le monde et à condition de ne pas se laisse entraîner petit à petit dans la dépendance…

4. Le tabac ?

Bien que ce soit hors sujet dans un traité de diététique, évoquons-le brièvement pour deux raisons :

- Il est fortement athérogène et s'additionne aux autres causes d'artériosclérose. Il est responsable d'infarctus du myocarde, d'accidents vasculaires cérébraux et d'artérites des membres inférieurs.

- C'est le premier cancérigène reconnu, et, même avant l'alcool.

- Il est le grand pourvoyeur de bronchites chroniques autrement appelée bronchopneumopathie obstructive et d'insuffisance respiratoire gravissime, nécessitant en fin de vie une assistance respiratoire avec oxygénothérapie.

Son coût social est énorme.

Cette plante a été introduite en Europe après la découverte de l'Amérique. Les Amérindiens la fumaient ou le chiquaient depuis la nuit des temps.

La nicotine est son principe actif. C'est un alcaloïde psychotrope stimulant.

Quels sont les effets de la nicotine ?

Comme toutes les drogues psychotropes, la nicotine vient perturber le fonctionnement normal du cerveau en stimulant et en agissant en concurrence avec les neuromédiateurs. La nicotine est un agoniste de l'acétylcholine, neuromédiateur de la synapse. Elle agit aussi en libérant de l'adrénaline et par une augmentation de la production de la dopamine. Elle entraine :

- Un optimisme, une euphorie modérée.
- Une augmentation de la concentration et de la mémoire.

Son effet est recherché pour ses raisons.

Mais elle a aussi des effets délétères :
- Une augmentation de la pression artérielle.
- Une augmentation du rythme cardiaque.
- Une diminution de l'appétit.
- Une dépendance.

Le sevrage entraine :

- Une irritabilité.
- Une anxiété.
- Des maux de tête.
- Quelquefois une dépression.

Pour éviter ce syndrome de sevrage, on a proposé de diminuer progressivement les doses de nicotine à l'aide de patch ou de gomme à mâcher.

/ Par exemple, un tabagique très intoxiqué fumant habituellement trente cigarettes par jour pourra, s'astreindre à n'en fumer que vingt-cinq la première semaine, puis diminuera à vingt-deux et progressivement cigarette par cigarette, arrivera quelquefois au bout de trois mois à un sevrage complet !

2/ Soit à l'aide de patchs ou de gommes à mâcher. Dans ce cas, il faut arrêter totalement de fumer, car continuer de fumer tout en mâchant des chewing-gums à base de nicotine, revient à augmenter la dose de nicotine !

Et apporter à l'aide de patch ou de gomme à mâcher la même dose de nicotine afin de sevrer le patient, dans un premier temps, des gestes et des habitudes du fumeur, puis diminuer progressivement sur plusieurs semaines la dose de nicotine à l'aide de ces patchs ou de ces gommes à mâcher…

Il s'avère que sortir d'une addiction au tabac, c'est-à-dire à la nicotine, nécessite beaucoup de volonté, d'organisation, de changements dans ses habitudes et de dérivatifs (sports, loisirs, lectures etc.). C'est difficile et les rechutes sont nombreuses.

C'est le combat habituel et ordinaire pour se sortir d'une addiction.

Mais ce combat est nécessaire et doit être impérativement gagné quand on voit la terrible destinée du tabagique courant…

CINQUIEME PARTIE : VOUS AVEZ DIT : ADDICTION ?

Bien que ce soit hors sujet dans ce précis de diététique, finissons-en avec les addictions, c'est-à-dire avec les drogues dures que sont le haschich, la cocaïne, la morphine et ses dérivés…

Cette liste n'étant exhaustive tant l'inventivité de l'homme pour se détruire ou détruire son prochain, est prolixe…

1. Le haschich.

C'est la résine de cannabis issu du chanvre. Ce mot vient de l'arabe. Il est nommé aussi marijuana, chanvre indien, kif, marie-jeanne.

Il est préparé à partir de la résine d'une plante : le « cannabis sativa », de ses fleurs et des feuilles de sa partie supérieure.

C'est une drogue psychotrope dure dont un des principes actifs (cannabinoïdes), connu est le T.H.C (TétraHydroCannabinol). Il perturbe le fonctionnement normal du cerveau en se fixant sur l'hippocampe et en empêchant la sécrétion d'acétylcholine, hormone clé pour le fonctionnement électro-physiologique du cerveau.

L'hippocampe, situé à la base des lobes temporaux, intervient dans la mémoire immédiate en codant les informations récentes. Il intervient dans la navigation spatiale, l'attention et le comportement.

Le haschich ou hasch est le plus souvent fumé, mélangé à du tabac sous forme de joint autrement appelé « pétard » ou autre…

Lorsque le hasch est fumé, ses effets sont quasi immédiats et peuvent durer selon la qualité et la quantité de la résine, d'une heure à trois ou quatre heures.

Ses effets sont :

- Détente, euphorie, excitation.
- Hilarité, sensation de flottement.
- Sensation de surpuissances, d'idées créatives.
- Sommeil.
- Perceptions visuelles ralenties induisant une conduite automobile très dangereuse.
- Sensation de plaisir extrême…
- Hallucinations.

Après la consommation, l'usager ressent les effets indésirables suivants :

- Bouche sèche, sensation d'avoir fumé la « moquette. »
- Tachycardie
- Anxiété et angoisse
- Vomissements
- Perte de mémoire, surtout de la mémoire immédiate.
- Troubles de la perception du temps et désorientation.
- Mydriase (Dilatation de la pupille)
- Paranoïa.
- Déclenchement de troubles psychotiques voire d'une schizophrénie durable.

L'usage du cannabis entraîne très rapidement une baisse des facultés intellectuelles, des difficultés de mémorisation et de concentration. Les lycéens ou collégiens consommateurs décrochent. Les résultats scolaires baissent rapidement ; les parents d'un adolescent devenu apathique, dont les notes ont fortement et brusquement baissé doivent s'inquiéter et agir. Ils pourront conforter leurs doutes en voyant la dilatation de la pupille de leur enfant…

Chez la femme enceinte, le THC perturbe beaucoup le développement du cerveau du fœtus et crée de nombreux attardés mentaux…

La dépendance au cannabis entraîne une démotivation, un manque d'estime de soi ainsi qu'un mal-être qui précipite l'usager du cannabis vers une marginalisation progressive et souvent au recours aux drogues plus dures que sont la morphine et ses dérivés
.

L'usage banalisé du cannabis a un coût social très élevé pour notre société non seulement par une augmentation du nombre de schizophrènes et d'aliénés mais aussi par le nombre croissant de marginalisés et d'asociaux…

Faut-il légaliser l'usage du cannabis ?

La résine de cannabis est vendue en France sous forme de barre de résine en provenance du Rif au Maroc, région qui, depuis la nuit de temps, cultive le chanvre, aussi, pour son utilisation dans la fabrication de textiles. L'analyse de cette résine a montré qu'elle était de très mauvaise qualité, qu'elle pouvait contenir de l'huile de vidange, du plastique, et des produits divers...

L'état doit-il vendre dans ses bureaux de tabac une résine de cannabis purifiée ?

Autrement dit, comme pour l'alcool et le tabac, faut-il légaliser le cannabis, comme en Californie et dans d'autres états américains ? Bien sûr en mettant en garde contre les méfaits d'un tel usage, là aussi comme avec le tabac et l'alcool ?

Par cette « légalisation » peut-on obtenir une baisse de la consommation ?

Les mafias ne recourront-elles pas à d'autres voies de commerce illicites ?

Ces questions restent posées et pour l'instant les études et enquêtes réalisées à ce jour, ne semblent pas en faveur d'une légalisation en France.

Comment lutter contre ce fléau ?

Tout un arsenal de lois existe contre les trafiquants et les dealers. Des tonnes de résine de cannabis sont saisies chaque année. Des centaines de trafiquants et dealers sont arrêtés et emprisonnés sans que ce commerce illicite puisse cesser.

Il est certain que si toutes ces lois répressives n'existaient pas, ce serait bien pire.

La lutte contre ce fléau, comme pour l'alcool et le tabac, repose sur l'éducation des personnes particulièrement vulnérables que sont nos adolescents.

Car on le sait, nos ados par les nombreux canaux de l'information, les films, certaines chansons ou biographies d'artistes, les amis, le milieu « étudiant », subiront des incitations diverses et détournées les invitant à consommer ces drogues psychotropes. Les plus faibles, les plus fragiles, les moins éduqués s'y laisseront prendre.

Les parents, l'éducation nationale, le corps médical doivent informer la jeunesse sur la dangerosité des drogues psychotropes...

Luttons ensemble contre les addictions :
- L'obésité invalidante,

- Le tabagisme,
- L'alcoolisme,
- La consommation de drogues !

L'important est de procurer de la joie de vivre en dehors de toutes les intoxications... Il faut très certainement apprendre ou réapprendre à faire la fête sans recourir au tabac, à l'alcool et autre drogue... Chanter, danser, aimer... Ecouter de la musique, faire du sport, s'amuser, blaguer etc.

2. La cocaïne.

La cocaïne est un alcaloïde extrait de la feuille de coca. C'est une drogue psychotrope ayant un effet stimulant, très dangereuse par l'accoutumance qu'elle provoque rapidement, par ses dégâts multiples, par la souffrance qu'elle engendre et par la très grande difficulté du sevrage.

Nous la connaissons depuis la découverte de l'Amérique. Depuis la nuit des temps les habitants des Andes mâchent la feuille de coca. Elle a un effet psychostimulant et est couramment utilisée encore maintenant au Pérou et en Bolivie.

Des dérivés de synthèse de la cocaïne (xylocaïne) sont utilisés comme anesthésiques locaux.

Cette drogue est le plus souvent consommée sous forme de poudre blanche. Celle qui alimente le trafic est coupée, dans le but d'accroitre son volume, avec les produits les plus divers tel que du bicarbonate, du sucre, du paracétamol et même un antiparasitaire très dangereux.
Le consommateur fait des lignes ou des traits qu'il aspire par voie nasale à l'aide d'une pipette.

La cocaïne agit alors rapidement en quelques minutes. Son effet dure une demi-heure.
Elle doit son effet neurostimulant par son action sur les neuromédiateurs de la synapse, notamment en inhibant la recapture de la dopamine et de la sérotonine.

Effets ressentis :

- Sensations de bien-être
- Optimisme, atténuation ou disparition des soucis.
- Le « flash », sorte d'euphorie intense avec sensation de grande lucidité et sentiment de puissance intellectuelle, illusion de tout comprendre.
- Illusion de puissance physique y compris sexuelle.
- Indifférence à la douleur, à la faim, à la fatigue.

Survient ensuite la descente :

- Un état dépressif fait aussi d'anxiété et d'angoisses qui oblige souvent l'intoxiqué à recourir aux tranquillisants et aux antidépresseurs.

Pendant la phase de « bonheur », on a recensé les effets négatifs suivant :

- Sensation d'anesthésie et de paralysie du nez, de la bouche et de la langue.
- Tachycardie, voire trouble du rythme. Des infarctus du myocarde ont été observés.
- Hypertension artérielle
- Vasoconstriction des artères se traduisant par des crampes, des fourmillements.
- Tremblements.
- Epilepsie.

La consommation régulière entraîne des irritations, infections allant jusqu'à la nécrose des muqueuses nasales et bronchiques ainsi qu'une tuberculose fréquente.

Chez la femme enceinte, la cocaïne traverse la barrière placentaire, se fixe sur le cerveau du fœtus et est responsables de malformations, d'atrophies cérébrales, de retards psychomoteurs et de troubles du comportement chez l'enfant.

La cocaïne est une drogue très dangereuse. L'accoutumance est très rapide et il est très difficile de s'en débarrasser.

Elle fait partie des stupéfiants dont l'usage est réprimée dans tous les pays et va jusqu'à la peine de mort en Arabie Saoudite, à Dubaï et aux Philippines.

Le décès du cocaïnomane est fréquent par :

- Overdose
- Infarctus du myocarde, accident vasculaire cérébral.
- Coma en association avec les autres drogues : Alcool, tabac, morphine etc.

- Par les infections concomitantes : pulmonaires, hépatites, sida etc.
- Suicides.

De nombreuses personnalités des arts et du spectacle sont décédés à cause de la cocaïne.

Il est très difficile de se sortir d'une cocaïnomanie. Des centres spécialisés existent ainsi que des traitements.

C'est un fléau contre lequel nous devons lutter par la mise en garde et l'information des générations futures...

3. Les opiacés : l'opium, la morphine, l'héroïne, la codéine.

L'opium.

Il est préparé à partir de la fleur du pavot somnifère. Il peut être avalé ou bu, mais il a été le plus souvent fumé.
Il a été utilisé pour traiter les diarrhées sous forme d'élixir parégorique. Il contient différents alcaloïdes, notamment la morphine, la codéine etc.
Le laudanum très en vogue, au dix-neuvième siècle sous forme de gouttes, était utilisé pour combattre la diarrhée, les douleurs et comme sédatif. C'était une teinture alcoolique d'opium très addictive qui a heureusement disparu de la pharmacopée.

La morphine.

Son nom provient du Dieu du sommeil et des rêves : Morphée. C'est un alcaloïde de l'opium utilisé en médecine comme analgésique. La pharmacopée est riche de nombreux antidouleurs dérivés de la morphine.
La morphine reste toujours l'analgésique de référence et est employée pour soulager les blessés graves, la douleur post-opératoire, les douleurs des cancers notamment en phase terminale.

L'héroïne.

C'est une drogue psychotrope dérivée de la morphine. C'est du di-acétate de morphine, appelé aussi diamorphine. Elle est utilisée à des fins médiales comme antidouleur mais son usage est détourné de manière illégale. Il entraîne rapidement une forte dépendance physique.

La codéine.

C'est un dérivé de l'opium, utilisé comme antitussif dans certain sirop et comme antidouleur en association comme par exemple dans le paracétamol-codéine. Vendu en pharmacie, son usage peut être détourné, notamment par les adolescents et les adultes jeunes !

Depuis le premier aout 2017, la codéine ne peut être délivrée que sur ordonnance.

Effets recherchés des opiacés utilisés illégalement :

- Relaxation, apaisement de l'anxiété et des angoisses.
- Euphorie
- Extase avec sensation de décoller du monde réel.
- Somnolence, endormissement.

Effets délétères ou concomitants :

- Mydriase (contraction de la pupille).
- Atténuation de la douleur, ce qui peut être fâcheux dans les pathologies abdominales comme les occlusions intestinales ou les appendicites.
- Constipation.
- Problèmes gastriques et intestinaux.
- Ralentissement du rythme cardiaque et hypotension.
- Baisse de la libido.
- Baisse de l'amplitude respiratoire.

Les effets à longs terme sont dévastateurs :

- Forte dépendance, accoutumance.
- Affaiblissement général.
- Anorexie.
- Infections opportunistes diverses, problèmes dentaires, cutanés etc.
- Dépression et anxiété récurrentes.
- Repli sur soi et isolement.
- Infections dues aux seringues et aux aiguilles : sida, hépatites…

Le syndrome de sevrage.

L'arrêt des opiacés et notamment de l'héroïne provoque un état de manque très douloureux :

- Crises d'angoisses.
- Syndrome douloureux abdominal.
- Dépression.
- Suicide.

Ce syndrome de manque entraîne une nouvelle prise d'héroïne ou la consommation de tranquillisants à fortes doses, d'alcool ou de haschich. Le « manque » est omniprésent avec des comportements dangereux pour l'entourage et la société. (Vols, agressions etc.)

La cure de désintoxication.

Elle ne peut se faire vraiment qu'avec une prise en charge en milieu spécialisé. On utilise des médicaments de substitution telle que la méthadone ou la buprénorphine (Subutex), en diminuant les doses progressivement.

SYNTHESE

Ce précis de diététique « Comment bien s'alimenter » s'adressent en premier à des hommes et des femmes désirant retrouvés un poids normal. Le surpoids et l'obésité sont causés par de mauvaises habitudes alimentaires, l'excès de consommation d'aliment sucrés ou gras, sucrés et salés.

L'obésité est parfois sous-tendue par une conduite addictive vis-à-vis de certains aliments, c'est-à-dire le besoin irrépressible de manger en dépit des efforts faits pour se soustraire à cette dépendance et malgré la culpabilité engendrée parfois par la satisfaction de ce besoin.

Si, par hasard ce besoin ne peut être satisfait (par exemple, l'entourage a fait en sorte de soustraire toutes sortes d'aliments dans l'appartement), le sujet sera agressif et pourra même être violent.

Dans ce cas, on peut parler de conduite addictive, certes beaucoup plus bénigne que dans les conduites addictives aux drogues…

Mais, nous sommes devant une réelle addiction. Celle-ci peut avoir de graves conséquences pour la santé de l'individu et le mener jusqu'à l'invalidité et des maladies graves comme le diabète etc.

C'est pourquoi nous avons fait un parallèle avec des autres addictions.

Les conduites addictives sont souvent la conséquence d'un repli sur soi, d'un pessimisme engendré par les multiples frustrations de la vie sociale et professionnelle. L'individu, enfin seul ou avec des amis, va rechercher un plaisir immédiat comme se servir un verre ou se jeter sur une gourmandise. Ce petit plaisir risque de se reproduire au fil des jours et devenir une habitude, une addiction.

Nous avons vu qu'il existe toutes sortes addictions :

1. Celles qui sont « acceptables » car n'ayant pas d'influence sur la santé de l'individu, c'est-à-dire qui ne le mettent pas en danger à plus ou moins long terme :

_ Addiction aux jeux vidéo, ou aux jeux d'argent…
_ Addiction au sport…
_ Addiction au sexe… à condition de se protéger !
Dans mon roman « Confidences et confessions d'une femme » je décris une addiction à la séduction et au sexe…
Etc.
Cette petite liste n'est pas exhaustive…

2. Celles qui mettent en danger l'individu :

_ Boulimie…
_ Tabac, alcool, drogues diverses et multiples.

Comment se sortir d'une addiction ?

Nous avons vu que nous pouvons schématiser cette sortie en trois étapes :

1. La prise de conscience.

L'individu, au début, nie souvent cette addiction. Il la minimise. Par exemple : Celui qui commence à être pris par l'alcool dira : « je ne suis pas alcoolique » « Ce n'est pas un petit verre qui va me faire du mal » etc.

2. Agir.

Après avoir pris conscience de son addiction, l'individu doit agir :

- Rassembler ses forces, sa volonté pour s'en sortir seul dans les addictions légères.
- Ou dans les addictions plus sévères, consulter un médecin.
- Ou entrer dans un service spécialisé dans les cas graves.

3. Eviter la rechute.

Quand la guérison est obtenue, prendre les dispositions pour ne plus rechuter.
En ce qui concerne l'alcool et les drogues, il est nécessaire de changer de milieu. Les anciens amis éprouveront souvent un malin plaisir à faire rechuter celui qui s'est tiré d'affaire…
Savoir que cette guérison est fragile…

4. Comment éviter de tomber ou de retomber dans une conduite addictive :

- En évitant ce qui les provoque, c'est-à-dire les déconvenues, les frustrations, l'oisiveté, l'ennui, le vide affectif…

- Et surtout en recherchant son plaisir dans des choses simples :

- Une bonne hygiène de vie, un peu de sport. Il a été prouvé que six minutes de marche rapide par jour étaient suffisantes pour augmenter son goût de vivre de trente pour cent. Pas besoin d'être un marathonien ou de pratiquer des sports extrêmes ! Le grand ennemi de la santé physique et psychique est la sédentarité…

- Une vie agréable en famille, avec son conjoint… L'harmonie du couple et l'amour, exemple de sérénité pour la famille…
- En recherchant l'amitié de vrais amis, non pervers, c'est-à-dire ne cherchant pas consciemment ou inconsciemment à faire retomber l'individu sevré dans cette addiction ou dans une autre… En leur parlant et en les écoutant…
- En étant optimisme… En plaisantant… En riant… En tournant en dérision les ennuis…
- En privilégiant les vacances et les voyages au soleil… On sait que la lumière accroit l'optimisme…
- En sachant regarder un ciel étoilé, un paysage…
- En se promenant, en sortant de chez soi…
- En souriant et en remarquant les sourires et les gens heureux autour de soi…
- En lisant des poèmes… (Je vous recommande les miens, publiés sur Amazon)
- En lisant des romans… (Là encore, les miens, au nombre de six, sur Amazon)
- En admirant une œuvre d'art (Peinture ou sculpture).
- En jouant avec des amis aux boules, aux cartes ou à des jeux de société…
- En chantant (chorale), en dansant…
- En réussissant par son effort personnel un challenge, un examen…
- En retrouvant le goût de l'effort, du travail, l'envie de réussir…
- En se concentrant dans un effort constructif et valorisant…
- En s'engageant corps et âme dans son activité principale tout en sachant se reposer (éviter le surmenage…)

- En restant ouvert aux autres d'autant qu'ils sont optimistes et positifs, ne boivent pas, ne se droguent pas…

- En étant fort et volontaire devant les tentations et les dérives incertaines…

Etc.

Tout simplement en aimant vivre !... En relançant son appétit de vivre, en le cultivant… Le bien-être aussi est une affaire d'entraînement.

5. La prévention.

Nous avons envisagé le coût humain (souffrance, hospitalisation, invalidité, décès) ainsi que le coût social…

Il est donc urgent d'agir en amont, c'est-à-dire de faire de la prévention !

C'est le meilleur moyen d'agir contre les addictions, l'obésité, le tabagisme, l'alcoolisme, la drogue.
Tout le monde doit s'y mettre car l'œuvre est immense et diverse :
    - D'abord les parents.
    - Les professeurs et éducateurs.
    - Les services sociaux…
    - Les médecins et le corps médical dans son ensemble,

    - Mais surtout l'éducation nationale qui doit enseigner l'hygiène sous toutes ses formes et avant tout la diététique et par conséquent l'hygiène alimentaire ainsi que la mise en garde vis-à-vis des drogues psychotropes y compris l'alcool et le tabac !

Les adultes responsables doivent montrer l'exemple, c'est-à-dire ne pas fumer, ne pas s'alcooliser et à plus fortes raisons, éloigner et combattre toutes les drogues !

Il est évident qu'un médecin fumeur pourra difficilement suggérer à un patient d'arrêter de fumer pour sa santé.
Un médecin obèse ne pourra pas convaincre son alter ego obèse de maigrir…
Etc.

La prévention, la mise en garde, la surveillance de nos jeunes adolescents sont la meilleure façon de lutter contre ces fléaux sociaux.

Mais pour y arriver, il faut d'abord convaincre les adultes de la nuisance des conduites addictives pour l'individu et pour la société... sans remettre en cause la liberté individuelle de chacun qui est le fondement de nos valeurs....

La prévention devra se faire dans le but de servir les individus, de les empêcher qu'ils aliènent leur liberté, qu'ils altèrent leur santé, qu'ils attentent à leur vie par la consommation et la dépendance à telle ou telle drogue psychotrope...

6. Pourquoi un individu entre-t-il dans la dépendance à la drogue ?

Je terminerai par quelques réflexions pour essayer d'expliquer ce phénomène incompréhensible : pourquoi un individu arrive-t-il à entrer dans la drogue, à détruire une partie de ses facultés physiques et mentales, à s'autodétruire ?

Je me contenterai de proposer quelques pistes de réflexions :

a/ L'oisiveté ?

Historiquement, on sait que les fils de familles privilégiées n'ayant pas besoin de travailler pour gagner leur vie, cherchaient leur voie... et en venaient parfois à fréquenter les fumeries d'opium ou autres... Quelques grands intellectuels en ont été les victimes, en sont morts ou s'en sont sortis à coup de cures de désintoxication et de rechutes douloureuses...

Par analogie, on peut dire que ce phénomène atteint actuellement les adolescents et adultes jeunes à qui la vie a tout donné, c'est-à-dire le confort et l'instruction, et qui commencent à se droguer par désoeuvrement, dans une atmosphère festive, pour connaître des expériences nouvelles ou pour jouer avec la mort...

b/ La faiblesse de caractère ?

Certains ados ne se laisseront jamais entraîner par les autres malgré tous les arguments habituels :
- Essaye !
- Ce n'est rien !
- Rien qu'un petit joint !
- Tu vas voir, c'est formidable !

Etc.

Ou s'il fume un joint, ce sera sans lendemain, parce qu'il n'en n'a pas besoin, qu'il est heureux dans la vie, qu'il sait que c'est certainement le premier pas vers une descente aux enfers….

Mais, celui qui est faible de caractère se laissera entraîner par le tentateur plus âgé, qui croit être plus fort, en apparence et qui se veut rassurant quant aux conséquences réelles.

c/ La douleur morale ?

C'est le plus dangereux ! Une rupture amoureuse, un décès, une névrose posttraumatique, une grande douleur morale, en un mot l'envie de mourir peut jeter l'individu dans le recours aux drogues. C'est là que les parents, les amis doivent intervenir car, à la dépression passagère, Une grande douleur morale passagère, rien ne sert d'ajouter une dépendance à une drogue qui risque de faire souffrir l'individu bien plus longtemps qu'un chagrin d'amour ou une déception d'ordre professionnelle !

Par conséquent, bien entourer un individu ami ou parent qui passe par une crise existentielle à la suite d'un revers ou même sans véritable cause réelle…

d/ La dureté de la vie des travailleurs ?

A contrario de l'oisiveté des classes privilégiées, la dureté de la vie de certaines populations comme les mineurs, les travailleurs de la sidérurgie ou du bâtiment pour prendre des exemples frappants, peut inciter à l'alcoolisme et/ou au tabagisme, comme consolation, pour aider à supporter des conditions de vie difficile.

C'est un leurre et la consommation de ces drogues aggravent la condition de ces travailleurs en nuisant à leur santé et en diminuant leurs forces et leurs capacités de raisonnements.

La médecine du travail doit insister auprès d'eux pour qu'ils adoptent une bonne hygiène de vie…

e/ Chaque cas est particulier et devra être analysé…

Tout devra être pris en considération : L'histoire personnelle de l'individu, son statut social et sentimental, les pathologies associées préexistantes à l'intoxication ou consécutives, causées par celles-ci… Etc.

f/ Il faut lutter contre la banalisation de la drogue.

Je suis étonné de constater comment à travers les films, séries, chansons, etc. les drogues sont banalisées comme si on voulait donner l'exemple de leur consommation aux générations nouvelles.

Dans de nombreux films le héros, voire l'héroïne, fume cigarettes sur cigarettes ou boit force cocktails, alcool et whisky...

Or, on sait que nos ados, peut-être les plus faibles, prendront parfois exemple sur ces héros.

Je suis étonné que dans certaines chansons, les drogues dures soient banalisées comme dans la chanson de Renaud : « Manhattan-Kaboul ».

« Petit Portoricain, bien intégré
Quasiment Newyorkais,
Je prends mon job,
Un rail de coke, un café »

C'est banalisé... Comme si un travailleur ordinaire pouvait prendre un rail de coke lors de son petit-déjeuner comme on prend son café !

Or, la cocaïne est la drogue la plus terrible qui soit ! Nous l'avons vu précédemment... Celle qui accroche, fait souffrir et détruit l'individu le plus inexorablement !

Etonnant ! Cette chanson entendue aussi bien par les enfants que les ados et le grand public, a été primée et popularisée... Cette belle chanson sur la paix a un côté diabolique insidieux (comme Satan), et surprenant qui banalise la pire drogue qui soit...

N'y a-t-il pas un peu de perversité dans ce message subliminaire ?

Je pourrais multiplier ce genre d'exemples... Ils abondent !

Cet exemple montre que l'effort d'éducation des populations comme des élites doit être immense, et provenir de la raison et du cœur à l'échelon individuel, c'est-à-dire sans recourir à la censure !

Doit-on encore réglementer (comme pour la consommation d'alcool), censurer... Renaud n'aurait-il pas dut écrire après son rail de coke « avec modération » ou « drogue illicite dont la consommation est punie par la loi » ?

C'est bien de faire le mauvais garçon ! Belle image de marque ! Pourtant très vendeuse !

MES SECRETS POUR VIVRE LONGTEMPS EN BONNE SANTE

Ce sont des secrets de polichinelle puisqu'ils sont connus de tout le monde. Encore faut-il savoir les mettre en application.

C'est ce qui s'avère difficile, dans la vie de tous les jours !

1/ Avant toute chose, ne pas fumer, ne pas boire de boissons alcoolisées, même en petites quantités, ne pas recourir aux drogues, quelles qu'elles soient !

2/ Manger normalement.

Bien s'alimenter, en surveillant son poids, n'est pas si facile. Les tentations sont variées. Nous l'avons vu. Ne pas se laisser grossir !

Je l'ai déjà dit, mais, je le répète :

Eliminer les aliments gras, sucrés, salés. Eviter la charcuterie et tout ce qui contient des graisses d'origine animale.

Eviter le sel ! Par conséquent les aliments d'origine industrielle qui en contiennent beaucoup.

Ne pas rajouter de sel dans son assiette.

Varier son alimentation, sans oublier les légumes, fruits et crudités.

Manger au moins deux fois par semaine du poisson à la place de la viande.

Ne pas manger trop de viande. 100 g midi et soir est suffisant.

3/ Privilégier dans votre alimentation des aliments réputés :

    A- Lutter contre l'athérosclérose que sont les omégas 3 et 6 contenus dans les huiles végétales et le poisson.

B- Les aliments contenant des antioxydants que sont les crudités et fruits (vitamines), le café, le chocolat noir, le tanin du raisin noir.

4/ Bouger.

Marcher, en tout, trois ou quatre kilomètres par jour.
Faire un quart d'heure par jour de la gymnastique douce en mobilisant les articulations.

5/ Rester zen !

Savoir se détendre. Prendre la vie du bon côté, plaisanter, être aimable et sourire.
Avoir confiance…
Etre bienveillant vis-à-vis des autres, sourire de leurs défauts ou de leurs travers sans se formaliser…

Pratiquer le yoga, la relaxation ou la prière dans un endroit calme, à l'abri du bruit et de l'agitation du monde….

6/ Fuir le stress, la pollution de l'air et le bruit dans la mesure du possible.

Eviter les situations traumatisantes ou conflictuelles.
Ne pas regarder les infos à la télévision (scènes répétées de guerres, de crimes, de catastrophes en tout genre) qui sont le point de départ d'anxiété et d'angoisses.

7/ Ne pas avoir de conduites à risques d'accidents comme rouler vite en auto comme en moto ; ne pas pratiquer de sport à risque !
Eviter les accidents domestiques (brulures, chutes d'escabeau etc.)
Pratiquer le sport qui vous convient mais sans se blesser, avec modération. La pratique d'un sport doit rester bénéfique pour la santé et a contrario ne jamais entraîner de blessure ou d'arrêt maladie pour en avoir abusé !

8/ Travailler avec plaisir et modération.

Certaines professions sont très exposées à des maladies professionnelles. Nous connaissons les mineurs, les ouvriers exposés à la poussière (silicose), les travailleurs du bâtiment et des travaux publics, les métiers à forte pénibilité et les risques chimiques (saturnisme) ou d'irradiation etc.

Le personnel médical soumit au stress permanent que ce soit aux urgences, au SAMU ou dans les services…

Chaque profession peut avoir un risque que la médecine du travail surveille et essaie d'éviter en y remédiant quand c'est possible…

Eviter le surmenage qui entraîne souvent le « burn out » et les dépressions…

Par conséquent, pour ceux qui le peuvent éviter les métiers qui font vieillir plus vite et abrège la vie…

Ne pas oublier que le travail comme le sport doivent contribuer à l'épanouissement de l'individu et par conséquent, ne pas à le détruire en induisant des pathologies quelquefois irréversibles…

9/ Prendre soin de sa santé :

Hygiène générale et dentaire. Se brosser les dents trois fois par jour, et surtout après le repas du soir.

Si vous êtes en bonne santé, ne prenez pas de médicament ; évitez les hospitalisations dans la mesure du possible (maladies nosocomiales).

Par contre, consulter un médecin une fois par ans pour vérifier la tension artérielle, pour un examen complet, c'est-à-dire tout nu !

Avec la prescription d'un bilan biologique modulé selon le contexte (glycémie, créatinémie, bilan lipidique, numération-formule sanguine) et PSA chez l'homme de plus de cinquante ans.

Consulter aussi un dentiste une fois par an pour examen dentaire et détection de début de caries.

ENTRETENIR L'APPAREIL LOCOMOTEUR.

L'appareil locomoteur est composé des os, des articulations, des muscles et tendons. Il nous permet de bouger. C'est dire toute son importance pour rester en bonne santé…

Un quart d'heure de gymnastique combiné à une petite heure de marche suffiront dans bien des cas à l'entretenir en plus des conseils suivants :

1/ Combattons l'ostéoporose.

L'ostéoporose est la décalcification de l'os. Elle survient avec le vieillissement. Dès la ménopause chez la femme, ce qui peut justifier un traitement hormonal.

Elle se traduit, si on n'y prend pas garde, par une diminution de la taille, tassements vertébraux, fragilité osseuse pouvant induire des fractures lors des chutes même banales et par conséquent un handicap plus ou moins passager.

Il faut donc lutter contre l'ostéoporose :

- Par un apport suffisant de calcium, en mangeant un laitage à chaque repas, soit 120 ml de lait le matin, un yaourt le midi, un petit suisse ou 25 grammes de fromage le soir, par exemple… Nous en avons déjà parlé plus haut…

Les eaux riches en carbonate de calcium (Vittel Hépar) de même qu'un apport médicamenteux peuvent éventuellement remplacer les laitages.

- En profitant du soleil.

Exposer sa peau au soleil modérément, un quart d'heure à une demie heure suffit pour provoquer la synthèse de la vitamine D nécessaire à la fixation du calcium sur l'os. En plus cette vitamine D a un effet positif sur nos défenses immunitaires et nous aident à résister aux infections saisonnières (grippes, angines et rhumes).

- En bougeant, en marchant.

L'os sera d'autant plus solide qu'il sera mis en charge, c'est-à-dire qu'il fonctionnera. Il est très connu qu'un alitement prolongé (pour un accident ou une maladie) provoque une ostéoporose ainsi qu'une fonte musculaire régressive à la reprise de l'activité.

Si malgré ces mesures préventives, l'ostéoporose devenait pathologique, il faudrait en parler à son médecin qui, après évaluation par des radiographies et/ou une ostéodensitométrie, peut proposer un traitement médicamenteux.

2/ Ne laissons pas s'installer l'arthrose.

L'arthrose est la dégénérescence des cartilages et de l'os au voisinage des articulations.

Pour lutter contre ce vieillissement, il faudra mobiliser les articulations, les faire fonctionner de façon à provoquer une régénérescence du cartilage, car un processus de régénérescence existe en parallèle à la dégénérescence.

S'il existe déjà une douleur prononcée à la mise en charge des articulations de la hanche ou du genou, cette mobilisation pourra se faire à vide, assis ou sur un vélo d'appartement.

3/ Entretenons la trophicité de nos muscles.

Avec l'âge, les muscles ont tendance à s'atrophier, surtout si on s'en sert moins !

4/ Pour éviter l'ostéoporose, l'arthrose des articulations, l'atrophie musculaire, je vous propose en plus d'environ une heure de marche, dix à quinze minutes de gymnastique quotidienne afin de mobiliser chaque articulation aussi bien celles des membres supérieurs et inférieurs que celles de la colonne cervicale

Cette gymnastique devra être adaptée à chaque cas particulier. Ne pas provoquer de douleur ni de tendinite. Rester une mobilisation douce et d'entretien. Il n'est pas question de se faire mal, mais au contraire de se mobiliser pour éviter la douleur, l'enraidissement et le handicap.

Voici ce que je propose :

a/ la position de départ : Debout, torse en avant, tête en extension, épaules basses, les bras à l'horizontale, on respire bien, à fond, inspirations puis expirations forcées lentement.

On mobilise ainsi les muscles respiratoires, les articulations des côtes avec la colonne vertébrale. On entretient l'élasticité de la cage thoracique. Tout cet ensemble a une très grande importance pour le bon fonctionnement de l'appareil respiratoire…

b/ balancement des bras le long du corps, lentement, en respirant… Cinq ou dix fois selon le cas.

c/ Deuxième mouvement :

On écarte les bras du corps jusque l'horizontale. (Mouvement d'abduction) puis on les ramène le long du corps (adduction) 5 à 10 fois.

d/ Troisième mouvement :

Tandis que le bras gauche reste abaissé le long du corps, on élève le bras droit à la verticale le long de la tête, puis on fléchit le rachis légèrement vers la gauche. On continue en faisant le mouvement symétrique (bras droit le long du corps, bras gauche élevé le long de la tête) en fléchissant vers la droite.
Cinq fois qui avec l'entrainement pourront devenir dix fois…

e/ Quatrième mouvement.

En position debout, bras le long du corps,
Rotation de toute la colonne vertébrale jusqu'à ce qu'on puisse voir derrière soi, si c'est possible sans douleur. Faire ce mouvement vers la droite, puis vers la gauche. Cinq fois pour débuter…
Cet exercice vise à maintenir une bonne rotation de la colonne vertébrale et surtout cervicale, très utile pour la conduite automobile, par exemple.

f/ cinquième mouvement.

Position debout. Bras le long du corps.
Les bras partent vers l'arrière, montent dans un mouvement au-dessus de la tête, puis s'abaissent en avant, tandis que le corps se fléchit vers l'avant… Pour les plus souples, le bout des doigts peuvent toucher les pieds, mais je ne conseille pas de forcer l'hyper-flexion. Puis, on remonte progressivement à l'inverse jusqu'à reprendre la position de départ.
On peut recommencer cinq fois ou plus jusque dix…

g/ Sixième mouvement.

Du même auteur sur Amazon livres :

L'ILLUSION D'UN REVE (Roman)

CONFIDENCES ET CONFESSIONS D'UNE FEMME (Roman)

MON MOIS DE MAI 68 (Roman)

CRIME SANS CHATIMENT (Roman)

PRISONNIER (Roman)

LES ETRANGES CRIMES DU PLATEAU DE LA VIADENE (Roman)

LA DROLE DE VIE D'ANDRE RIGAL dit « Dédé » (Roman)

LA VIE CACHEE DE « DEDE » (Roman)

L'APPRENTISSAGE DE STEVE (Roman)

Des recueils de poésie :

POESIES ET CHANSONS TOME 1

POESIES ET CHANSONS TOME 2

POESIES ET CHANSONS TOME 3

COMMENT RESTER EN BONNE SANTE (Précis de médecine préventive)

Retrouvez les poésies et chansons de l'auteur sur « YouTube Gilbert Trichet »

.

www.ingramcontent.com/pod-product-compliance
Lightning Source LLC
Chambersburg PA
CBHW071620170526
45166CB00003B/1135